TOUT LE MONDE N'A PAS LA CHANCE D'AVOIR UN AMI NUTRITIONNISTE !

ISBN : 978-2-412-09263-7
Dépôt légal : janvier 2024
Imprimé en France par l'Imprimerie Floch (103941)

Maquette intérieure : Ma petite FaB – Laurent Grolleau
Suivi éditorial : Julie Mege
Préparation des textes : Clémentine Coudray
Correction : Nathalie Reyss

Éditions First, un département d'Édi8
92, avenue de France
75013 Paris – France
Tél. : 01 44 16 09 00
E-mail : firstinfo@efirst.com
Site internet : www.editionsfirst.fr

Dr Jean-Michel Cohen

Valérie Expert

TOUT LE MONDE N'A PAS LA CHANCE D'AVOIR UN AMI NUTRITIONNISTE !

F1RST
ÉDITIONS

REMERCIEMENTS

Merci à la formidable équipe de chez First qui a accueilli ce projet avec enthousiasme et merci à ma maman qui m'a donné le goût des bonnes choses. Peut-être un peu trop parfois !

Valérie

À toute mon équipe éditoriale qui me conseille, me dirige et me stimule : Vincent Barbare, Marie-Anne Jost-Kotik, Rose-Marie Di Domenico, bien sûr ma précieuse attachée de presse Caroline Destais Brochain et enfin Julie Mege qui a la patience de me corriger.

Jean-Michel

SOMMAIRE

Quelques mots de Valérie........................ **7**
Quelques mots de Jean-Michel.................. **8**

Allô Jean-Michel ? Questions-réponses **11**

Les régimes............................. **99**
Régime modéré sur 50 jours **101**
Les menus.................................. **109**
Régime express sur 2 semaines **159**
Les menus.................................. **161**
Régime sans sucre sur 15 jours................. **175**
Les menus.................................. **176**
Les recettes **183**
Régime modéré sur 2 semaines **199**
Les recettes **213**

Pour aller plus loin **229**
Petit manuel pour tout comprendre sur les huiles..... **230**
Sport et santé **238**
Tout savoir sur le sommeil...................... **242**
Index...................................... **253**

QUELQUES MOTS DE VALÉRIE

Tout le monde n'a pas la chance d'avoir un ami nutritionniste. Moi, oui, et je connais le docteur Jean-Michel Cohen depuis près de 25 ans.

Je l'ai d'abord reçu comme invité dans mes émissions sur LCI puis il est très vite devenu un ami. Un ami précieux parce que nous partageons une même philosophie de la vie et… que nous sommes tous les deux très gourmands.

Les régimes, c'est un peu l'histoire de ma vie. J'ai toujours quelques kilos en trop, et donc souvent des conseils à demander à mon ami. À chaque fois que nous nous voyons, il n'échappe pas à une pluie de questions sur ce que je peux manger ou pas (même si je sais que « rien n'est interdit ! »). Il m'arrive même de l'appeler quand je suis au restaurant et que j'ai un doute.

Je suis, certainement comme beaucoup d'entre vous, en permanence entre deux régimes, entre deux « craquages ». J'en ai eu assez de cette culpabilisation incessante autour de mon poids. Pourtant, pour des raisons de santé et de bien-être, il y a un âge où il devient indispensable de prendre le taureau par les cornes et de s'astreindre à un minimum de discipline.

J'avais besoin d'un cadre simple, avec des aliments que j'aime et des recettes faciles et gourmandes. C'est ainsi que nous avons eu l'idée avec Jean-Michel Cohen de partager nos échanges avec vous pour répondre à ces questions simples que nous nous posons toutes et tous au quotidien.

Valérie

P-S : Je précise, à l'attention de Jean-Michel, que notre amitié est totalement désintéressée malgré tout !

QUELQUES MOTS DE JEAN-MICHEL

Un des grands avantages de coécrire un livre avec Valérie, c'est qu'en excellente journaliste, elle pose les questions qui font l'actualité du moment... et Dieu sait si elles se sont multipliées depuis l'explosion des réseaux sociaux ! Si vous saviez combien j'enrage parfois en entendant ou en lisant toutes les inepties qui circulent ! Bien sûr, on pourrait penser que nous sommes tous un peu nutritionnistes… après tout, nous connaissons le sujet, puisque nous nous nourrissons bien chaque jour. C'est la raison pour laquelle de nombreuses personnes se permettent d'émettre des opinions sans égard pour les données rationnelles et scientifiques. D'un côté, il y a les innocents : ceux-là pensent sincèrement ce qu'ils écrivent en se fondant, en général, sur leurs expériences personnelles. Quelques fois même, ce sont des médecins qui se mettent à réinventer la nutrition, qui est la science de la relation entre l'alimentation et l'homme. D'un autre côté, on trouve ceux que j'appellerais les profiteurs : ceux-là véhiculent de fausses informations pour faire la promotion d'un aliment, d'un médicament ou encore d'un complément alimentaire. Comme ce sont la plupart du temps des champions du marketing, ils usent de nombreux artifices pour nous persuader de la qualité de leur information. Alors, comme nombreux sont ceux encore en quête de LA solution magique, qui donnerait le déclic pour maigrir ou qui permettrait de perdre du poids sans effort, il leur est facile de les convaincre. C'est comme ça que se diffusent la plupart des « informations » que Valérie a sélectionnées pour qu'on les vérifie ensemble.

Depuis un moment, j'interviens beaucoup sur les réseaux sociaux afin d'expliquer les vraies règles de la nutrition.

Pour l'usage courant, elles sont relativement simples et il n'est pas compliqué de les rendre compréhensibles pour tous. J'y passe beaucoup de temps car je suis persuadé que c'est par la pédagogie que l'on parviendra à aider toutes celles et ceux qui s'interrogent sur leur façon de manger. Quand on explique de façon simple, en laissant de côté le jargon scientifique, ce qu'est la vraie nutrition, les gens sont convaincus et arrêtent de croire les vendeurs de bobards. Ce point est vraiment important car, à force de ne plus manger comme on l'a appris, on perd non seulement la notion de plaisir, mais, en plus, on nuit à notre santé en s'alimentant de façon contraire à nos habitudes. Cela explique d'ailleurs en partie la progression inexorable de l'obésité, des maladies par carence ou par excès de consommation d'aliments, de médicaments et autres. Voilà pourquoi Valérie et moi avons souhaité faire le point sur ce que l'on entend sur la nutrition, sur tout ce qui fait débat à l'heure actuelle en matière de régime et d'alimentation.

Pour vous aider à appliquer tout cela en pratique, je vous propose en fin d'ouvrage trois types de régimes qui, statistiquement, conviennent à la majeure partie d'entre nous. Cela n'exclut pas bien sûr de personnaliser votre alimentation car, à partir du moment où vous avez tous les éléments pour comprendre, le meilleur des nutritionnistes pour vous c'est vous-même.

Jean-Michel

ALLÔ JEAN-MICHEL QUESTIONS-RÉPONSES

Bon, je sens que tu ne vas pas aimer ma question… Toi qui me connais bien, pourquoi est-ce que je n'arrive pas à maigrir ? J'ai l'impression de faire tout comme il faut et pourtant, je ne perds pas un gramme !

Bon, d'abord, c'est vrai de temps en temps, il y a des gens qui n'arrivent pas à maigrir alors qu'ils suivent correctement un régime. Mais cela concerne une minorité ! En tout cas, ça ne te concerne pas, toi. Désolé si ça ne te fait pas plaisir.

Les personnes concernées atteignent une espèce de point d'équilibre entre leur dépense et leur consommation d'énergie : il faut alors continuer à réduire l'alimentation pour diminuer le nombre de calories. Et il n'y a pas d'autre choix, si ce n'est d'augmenter l'activité physique, mais ce n'est pas forcément possible pour tout le monde. Quand on s'approche de son poids d'équilibre et qu'on a perdu suffisamment, on dépense moins d'énergie, puisqu'on est moins lourd. Donc, à régime égal, la perte de poids s'arrête. Parfois, des prises de médicaments, des variations hormonales ou encore une rétention d'eau peuvent également masquer les choses. Mais ça reste très rare et, en tout cas, on identifie le problème et on peut le régler.

Plus souvent, quand on suit un régime que l'on s'imagine bien maîtriser, il arrive que l'on ne parvienne plus à estimer correctement les prises alimentaires : on ne respecte pas les pesées des aliments (je reconnais que c'est fastidieux, mais c'est indispensable dans les régimes équilibrés), on oublie certains grignotages, on accepte plus facilement les invitations et on se lamente ensuite quand on n'a pas perdu de poids...

Pour commencer, note combien de repas au restaurant tu te sens obligée de prendre dans le cadre de ton métier, et à quel point les gens sont susceptibles de t'entraîner à manger même si tu n'en as pas envie.. Si je t'écoute sans intervenir, j'ai l'impression que tu fais bien ton régime, mais quand je te questionne, tu te rends compte de toutes tes erreurs.

Est-ce que tout le monde peut maigrir ? Arrive-t-il un moment où cela ne sert plus à rien de s'obstiner ?

En théorie, on peut dire que oui, tout le monde peut parvenir à maigrir : c'est une question d'équation entre ce que l'on mange et ce que l'on dépense comme énergie. En pratique... c'est plus compliqué. On peut, certes, durcir le régime jusqu'à ne presque plus rien manger, c'est ce qui s'appelle le jeûne, et tout le monde ne maigrit d'ailleurs pas forcément à la même cadence. Mais habituellement et dans bien des cas, en cours de régime survient ce moment où l'on en a marre. Alors on arrête, on appelle cela craquer, et c'est le pire de tout car on se met à culpabiliser, ce sentiment pouvant même parfois nous pousser à manger davantage pour oublier la culpabilité. C'est lorsque cette lassitude survient qu'il est nécessaire d'ouvrir une soupape pour faire une pause, avant de reprendre le régime, éventuellement. C'est la base de la stabilisation. Il est mauvais de tirer toujours sur la corde.

La perte de poids dépend du nombre de kilos à perdre, de la taille de l'individu, de son sexe, de son activité physique ainsi que de son âge et de sa masse musculaire. Ce sont ces données qui entraînent des différences dans les cadences d'amaigrissement. Plus la personne est jeune, active et s'alimente de manière riche, plus l'amaigrissement, durant les premiers mois, sera facile, à condition que le régime soit correctement suivi. En revanche, avec ce même régime, une personne plus âgée, de petite taille et moins active, avec un capital musculaire médiocre pourra jusqu'à prendre du poids. Aussi, plus on maigrit, plus la dépense d'énergie diminue, ce qui est normal. Quand on a perdu 10 kg et que l'on se promène avec 10 litres d'eau en moins sur le dos, on dépense forcément moins d'énergie. Voilà pourquoi il y a toujours un ralentissement dans les régimes, et qu'il faut veiller à adapter ce dernier en fonction de l'évolution de la perte de poids. Cela explique également pourquoi, durant les régimes, il est recommandé d'être actif. Il est en effet important de protéger le capital musculaire, car à côté de l'organisme qui absorbe ce qui lui est nécessaire pour survivre, c'est notre muscle qui consomme le plus d'énergie : il lui faut beaucoup d'oxygène.

D'accord. Quoi qu'il en soit, faire un régime, c'est vraiment difficile...

Mais oui, ce n'est pas si facile que cela de suivre un régime ! On n'insiste pas assez là-dessus. Entamer un régime nécessite de suivre des critères alimentaires qui ne correspondent pas forcément aux goûts et aux habitudes de tous les jours. C'est pour cela qu'il est important de les personnaliser, de les adapter à ses goûts et aussi de s'octroyer, au sein du régime, des petits moments de plaisir, comme j'ai l'habitude de le préciser. Ajoutons également que c'est un exercice qui doit durer dans le temps, qui nécessite d'être rigoureux plus que durant deux ou trois jours. C'est une difficulté, et c'est une raison qui explique que beaucoup de gens abandonnent en cours de route.

Par quoi le fameux déclic peut-il être provoqué ?

Décider de maigrir ne signifie pas pour autant qu'on a réellement envie de maigrir.

Le régime, opposé à l'idée de plaisir que l'on peut associer à la nourriture, est perçu négativement et s'astreindre à une discipline régulière sur un temps long nécessite une forte motivation. Cependant, une réflexion qui vexe, une vieille photo de soi que l'on retrouve et qui date d'un moment où l'on était mince, la découverte inopinée d'une maladie, des analyses biologiques mauvaises ou encore un événement familial à célébrer peuvent suffire à provoquer le démarrage d'un régime. C'est comme si on prenait une décharge électrique, et cela peut permettre de se lancer.

Faut-il être en colère ?

La colère peut en tout cas être intéressante en début de régime. Lorsqu'elle survient après plusieurs échecs, par exemple, elle peut inciter à se mettre un coup de pied dans le derrière, en quelque sorte, et permettre de se reprendre. Ce serait comme l'étudiant qui vient d'avoir une mauvaise note, et qui, d'un seul coup, se reproche de ne pas avoir assez travaillé et devient à l'inverse un fou du travail.

Quel rôle joue le mental ?

Un rôle extrêmement important. J'ai l'habitude d'expliquer à mes patients que lorsque l'on souhaite entamer un régime mais que l'on ne place pas ce dernier en haut de la pile de ses priorités, on ne le suit pas suffisamment consciencieusement. Dès les premiers jours, et jusqu'à ce que les nouvelles habitudes alimentaires deviennent une routine, le régime doit être à l'esprit de la personne qui le pratique chaque minute, lors de chaque repas. La psychologie peut également rentrer en ligne de compte. Des gens peuvent trouver un avantage à grossir, pour se protéger par exemple, là où d'autres verront dans les aliments un médicament, pour se donner un plaisir qu'ils ont perdu.

Comment faire taire la petite voix, que tu connais toi aussi, sûrement, qui t'encourage à craquer ?

Je m'apprêtais à te répondre en disant : « en craquant ! », mais je vais compléter ma réponse : lorsqu'on entend cette petite voix, cela veut dire qu'on est en situation de frustration ou d'obsession. Dans les deux cas de figure, cela ne sert à rien de résister, car plus on résistera, plus le « craquage » sera important. Voilà pourquoi je conseille régulièrement d'avoir un petit temps de respiration au cours d'un régime, de choisir l'aliment préféré que l'on a envie de consommer, et de fixer la date à laquelle on le consommera : cela permet de limiter la frustration et l'obsession.

C'est quoi le poids idéal ?

C'est le poids dans lequel on se sent bien dans sa peau. Ce poids idéal n'a rien à voir avec le poids médical, ni le poids de la mode. Souvent, c'est celui que l'on avait plus jeune, à 18-25 ans sans faire de régime, et qui correspond au poids auquel nous sommes destinés génétiquement.

Mais, avec l'âge, on prend du poids ! Qui peut garder le même poids qu'à 18 ans ?

Je crois que tu essaies de te rassurer ! Sur le plan scientifique, si l'on conserve la même façon de manger tout au long de sa vie et qu'on obéit à son organisme en diminuant légèrement les prises alimentaires avec l'âge (ce qui est un phénomène naturel), l'évolution du poids, depuis la jeunesse jusqu'à l'âge de 60 ans, ne devrait pas dépasser 3 ou 4. En pratique, personne n'arrive à faire cela, car plus nous avançons en âge, plus nous risquons de diminuer notre activité physique et d'être plus sédentaire que lorsque nous étions adolescents ou adultes. Les moments de convivialité, comme les repas de famille par exemple – et en particulier lorsque les enfants arrivent ! – durant lesquels la nourriture devient centrale, sont plus fréquents. Nos moyens économiques nous permettent d'avoir accès à une nourriture, certes gourmande, mais la plupart du temps également plus riche. Sans compter les divers événements de la vie, qui peut être ponctuée de périodes difficiles durant lesquelles la nourriture peut nous aider à oublier les tracas et à retrouver un équilibre des plaisirs. Celles et ceux qui parviennent à conserver leur poids sont des personnes qui restent, tout au long de leur vie, attentives à leur nourriture, et qui sont également des adeptes réguliers de l'exercice physique, quel qu'il soit. Ne vous leurrez pas : ces silhouettes longilignes que l'on peut voir sur les écrans, dans les publicités ou parmi les célébrités sont bien souvent des adeptes de la privation et de l'exercice physique. Je ne citerais personne, mais tu en as sûrement de nombreuses à l'esprit !

Et la stabilisation, tu y crois ?

Je vais te répondre comme je réponds à mes patients. Stabiliser son poids, c'est l'histoire de toute une vie. Et c'est un fantasme de croire qu'il y aurait une méthode unique pour stabiliser son poids. Ce qui est essentiel, c'est d'être capable de contrôler son alimentation tout au long de sa vie, et en particulier d'être en mesure de reprendre le contrôle suite à une prise de poids. Je pense par ailleurs que le régime est un très bon moyen d'apprendre une autre façon de manger. Je ne dis pas qu'il faut manger « diététique » toute sa vie, mais qu'il faut savoir allier raisonnablement plaisir et hygiène de vie. Pour certains, cela correspondra au ratio 50 % régime/50 % « à sa guise », pour d'autres, ce sera plutôt 80 % régime et 20 % de plaisir.

Comment expliques-tu que tout le monde veuille absolument maigrir ?

La silhouette a toujours été une préoccupation humaine, et contrairement à ce que l'on pourrait penser, cette préoccupation n'est pas née avec la presse ou suite à un grand complot qu'auraient fomenté des industriels de l'agroalimentaire. Bien sûr, il y a des périodes qui mettent davantage à l'honneur la minceur, mais cela change tout le temps. Durant certaines périodes, il était important d'être gros, pour se protéger des famines par exemple, à d'autres moments dans l'histoire, d'avoir l'air malade ou bien d'être extrêmement fluet. La silhouette constitue une forme d'identité qui est propre à chaque période concernée. Le culte du corps s'est accentué plus encore avec l'apparition des réseaux sociaux, et cela touche autant les hommes que les femmes. La médecine a de surcroît déterminé qu'il était préférable de ne pas être en surpoids pour vivre plus longtemps, ce qui a amplifié le phénomène. Être sportif et mince, avoir une silhouette de rêve correspond aujourd'hui à des critères à partir desquels une personne peut être jugée. Il s'agit d'un vœu collectif, et c'est pour cela que nous n'arrivons pas à combattre les phénomènes de grossophobie.

Quand je commence un régime, j'ai envie que ça aille vite. Est-ce bien de perdre rapidement au début ?

Je vais être franc avec toi. Durant mes premières années d'exercice, c'était la question qui m'agaçait le plus. J'avais pris habitude de répondre à mes patients que toutes les personnes qui me la posaient étaient à peu près sûres de ne jamais maigrir. En réalité, il me semble que ceux qui souhaitent maigrir vite sont ceux qui se découragent les premiers, car ils veulent un résultat rapide, immédiat et ce, la plupart du temps, pour raccourcir la durée de l'effort. Ce fonctionnement est restrictif et forcément désagréable. Un régime, c'est une course d'endurance et non un sprint, ne serait-ce que parce que, si l'on souhaite conserver son poids une fois les kilos perdus, il faut apprendre, dans le temps, à changer son modèle alimentaire.

Mais j'ai mis de l'eau dans mon vin. J'ai découvert que des résultats rapides – il importe toutefois de prévenir les gens que cela ralentira par la suite, et de les soutenir tout du long –, peuvent être un facteur de motivation et inciter à continuer le régime plus longtemps. Mais maigrir vite en suivant un régime très strict peut également entraîner plus rapidement un découragement, si on ne supporte pas la frustration de démarrage. C'est donc du « cas par cas » : si le régime peut provoquer et/ou encourager la motivation, alors on peut le faire. Sinon, il vaut mieux, à l'inverse, commencer par un régime modéré et accélérer par la suite, au moment où il y a des stagnations, en suivant des séquences un peu plus restrictives.

On entend beaucoup parler de jeûne intermittent. Est-ce une mode ? Ou est-ce que ça aide vraiment à perdre du poids ?

En tant que médecin nutritionniste, et je commencerais par te répondre ainsi, je trouve qu'il y a quelque chose d'irritant à voir tout le monde se jeter sur chaque nouveau régime, sans prendre le temps de l'analyser. Chaque année, un nouveau régime apparaît. Quatre fois sur cinq, il s'agit simplement d'une initiative marketing, et, sans être prétentieux, c'est moi qui en avais parlé le premier, en tout cas en France, je l'explique dans un de mes livres paru en 2015, *J'ai décidé de maigrir*.

Le jeûne intermittent appartient à cette catégorie de régimes qui apparaît à intervalles réguliers sous l'étiquette « nouvelle méthode miracle », et qui vend une méthode de perte de poids simple, efficace et sans contrainte. Voilà pourquoi autant de gens tombent dans le piège.

Ce régime consiste à ne pouvoir manger que durant une période de huit heures, et à observer tous les jours une période de jeûne de seize heures. Trois possibilités : la première vise à supprimer le petit déjeuner et à observer un intervalle strict de 16 heures entre la prise du dîner et celle du déjeuner. La deuxième, à supprimer le déjeuner et à observer le même intervalle entre le petit déjeuner et le dîner. Cette option est plus compliquée à mettre en pratique, car prendre un petit déjeuner à 8 heures du matin entraîne un dîner qui ne pourra être pris avant minuit. La troisième possibilité est la plus répandue. Elle consiste à prendre un petit déjeuner et un déjeuner, puis à laisser un intervalle de 16 heures entre le déjeuner et le dîner. Cette formule bénéficie d'une idée répandue dans les esprits selon laquelle manger peu le soir est meilleur pour la santé. Cela n'est, en réalité, ni vrai ni faux.

À l'origine de ce régime : des tests qui ont été menés, étudiant la mobilisation des graisses après un jeûne de 12, 16, 20 et 24 heures. À la surprise générale, c'est la période de jeûne de 16 heures qui provoque la meilleure mobilisation des triglycérides. On entend beaucoup de balivernes sur le sujet, mais c'est réellement cette durée de 16 heures d'abstinence alimentaire qui semble être la plus adaptée pour diminuer les graisses contenues dans nos cellules.

Les personnes qui adoptent la formule consistant à supprimer le dîner obtiennent souvent des résultats favorables, à condition d'avoir respecté, pendant les deux autres repas, un modèle d'équilibre alimentaire avec une restriction calorique. Au bout du compte, il s'agit simplement de supprimer un repas, ce qui revient à contrôler le niveau énergétique en diminuant le nombre de calories absorbées dans la journée.

Un exemple le démontre bien, c'est le jeûne du ramadan. Une partie des gens qui le suit maigrit, une autre stabilise son poids quand une troisième prend du poids. Cela démontre de manière éclatante combien il est important de contrôler la quantité de calories absorbées durant l'intervalle de temps où il est possible de manger. Ceux qui se jettent sur la nourriture pour compenser l'absence de repas du midi et du petit déjeuner prennent du poids, ceux qui mangent comme auparavant, en incluant en plus, dans leur dîner, les quantités de nourriture qui n'ont pas été absorbées durant le petit déjeuner et le déjeuner stabiliseront leur poids, tandis que ceux qui éliminent purement et simplement les nourritures des deux premiers repas de la journée perdront du poids.

Pour ceux qui ne sont pas dérangés par la suppression du dîner, à condition toutefois d'être raisonnables sur les deux autres repas, ce type de jeûne est un système intéressant et simple pour maigrir. Si, en revanche, ce qui est souvent le cas, on est tenté de compenser l'absence du dîner en augmentant les rations alimentaires des repas du matin et/ou du midi, cela ne fonctionnera pas.

Pour ma part, je conseille cette formule au cours des périodes de stabilisation, ce qui accélère la perte de poids et peut permettre de donner une nouvelle impulsion en cours de régime en bouleversant une structure routinière.

Autre « tendance » dans les régimes en ce moment : contrôler l'indice glycémique des aliments. Quel intérêt dans un régime ? Je pense au potiron, par exemple, qui est peu calorique, mais qui a un index glycémique élevé !

Toi, tu parles de tendance, moi je parle de mode. Pour moi, une tendance peut se vérifier avec le temps, alors que la mode a pour habitude de changer l'année suivante. Concernant le potiron, oui, tu peux en manger ! S'intéresser à l'indice glycémique d'un aliment ne change pas le fait que la valeur calorique reste ce qui détermine le nombre de calories absorbées par l'organisme dans la journée, et donc ce qui entraîne, ou non, la perte de poids. Lorsque quelqu'un ressent le besoin de manger, soit il a faim, soit il subit une pulsion alimentaire. Dans ce cas, je préfère lui conseiller un aliment à faible densité calorique, qui lui apportera moins de calories que des gourmandises par exemple, qui auront pour autant un indice glycémique plus bas.

L'indice glycémique est la mesure du temps que mettent les glucides d'un aliment à passer dans le sang sous forme de glucose. Cet indice est également intéressant pour le diabétique, qui peut contrôler le taux de sucre dans son sang, et il a été mis en avant dans le cadre de régimes car le maîtriser peut permettre un véritable amaigrissement. Dans les faits, il est en réalité difficile de s'en servir, pour plusieurs raisons. La première, c'est que cela nécessiterait de sélectionner, et donc d'éliminer beaucoup d'aliments, ce que l'on ne recommande pas dans le cadre d'un régime durant lequel on essaie au contraire de ne pas s'interdire d'aliments, mais de contrôler les quantités et d'harmoniser les différentes nourritures. La seconde raison, c'est que l'indice glycémique dépend du mode de cuisson de l'aliment, la troisième, c'est qu'il varie en fonction des aliments que l'on consomme durant le même repas. Enfin, la quatrième, c'est que chaque organisme réagit différemment face à tel ou tel aliment. L'intérêt de cet indice est indiscutable dans le cadre du contrôle du diabète, il l'est donc beaucoup moins en tant que système d'amaigrissement.

Comment savoir combien de calories je peux manger par jour ?

Pour te répondre, je vais commencer par une explication sur la dépense d'énergie, qui est à la base de la vraie nutrition et qui va contredire nombre d'articles erronés que l'on peut lire sur les réseaux sociaux ou dans certains journaux dits « féminins ».

Nous passons la majeure partie du temps à brûler de l'énergie, et la valeur calorique d'un aliment correspond à la quantité de chaleur dégagée par sa combustion. C'est sur cette base que l'on évalue le pouvoir énergétique des aliments. Pourquoi ? Parce que notre corps réclame le maintien d'une température à 37 °C pour pouvoir vivre.

Lorsque vous dépassez cette température, vous « brûlez » trop et vous risquez d'atteindre une chaleur interne excessive, pouvant entraîner des convulsions et pouvant toucher le cerveau. En bref, une hyperthermie qui pourrait entraîner la mort. Inversement, lorsque la température de votre corps est inférieure à 37 °C, le corps se refroidit jusqu'à ne plus pouvoir fonctionner, il « s'engourdit ». C'est le cas des personnes qui se trouvent en situation de très grand froid, et qui peuvent finir par en mourir.

Contrairement à une idée très répandue, notre dépense énergétique n'est pas uniquement liée à notre activité physique.

Quatre éléments entrent en jeu :

- le métabolisme de base ;
- le dégagement de chaleur des aliments ou extra-chaleur postprandiale (ECPP) ;
- l'activité physique ;
- le stress.

Pourtant, il serait faux de croire que l'on puisse jouer sur ce seul facteur, car l'organisme a de grandes facultés d'adaptation. Ainsi, en cas d'apport excessif en sucre, il augmente sa dépense. Ce qu'il ne peut pas faire en cas d'un excès de graisses, car celles-ci sont aussitôt stockées dans le tissu gras. On peut considérer que 10 % de la valeur calorique d'un repas sert à son assimilation. On a pensé un moment que la dépense d'énergie qui se produit durant la digestion des aliments était plus importante lorsque l'on mangeait tôt dans la journée. Cette hypothèse est difficile à vérifier, d'autant que d'autres arguments plaident en faveur d'une répartition de la ration journalière alimentaire. Ceci étant, manger coûte de l'énergie et peut contribuer à l'amaigrissement, selon les nutriments sélectionnés et les quantités ingérées.

Le métabolisme de base

Aussi appelé métabolisme au repos, le métabolisme de base correspond à la dépense d'énergie indispensable qui permet de faire fonctionner nos cellules, et ainsi de renouveler les tissus de l'organisme. Le métabolisme de base ne varie pas, même quand nous nous dépensons physiquement. Car nos cellules, notre cœur, nos poumons, notre cerveau fonctionne 24 heures sur 24. À elle seule, cette dépense représente 70 % de notre dépense d'énergie au repos, parmi lesquels 25 % concernent

le cerveau, alors même que le poids de ce dernier est 40 fois moins élevé que celui du corps.
En évoquant cette notion de métabolisme de base, nous touchons du doigt un problème qui concerne les personnes en surpoids : contrairement à tous les autres muscles et organes, le tissu gras, qui stocke de l'énergie, n'en brûle quasiment pas. Il y a donc un cercle vicieux : plus on est gros, moins on dépense d'énergie. Et, inversement, cercle vertueux : moins on est gros, plus on en dépense.

➔ Le dégagement de chaleur des aliments

Scientifiquement, on donne à ce phénomène un nom très compliqué : « extra-chaleur postprandiale » (ECPP). En quoi cela consiste-t-il ? C'est très simple : pour assimiler les aliments, il faut dépenser de l'énergie, et cette dépense est variable selon la nature du nutriment. Pour les sucres, elle consomme 20 % des calories qu'ils nous apportent, contre 30 % pour les protéines et seulement 5 % pour les lipides. Ce qui permet d'expliquer la prescription massive de régimes hyperprotéinés.

Je te vois venir : tu vas me dire qu'il faut pratiquer une activité physique régulière !

Il est presque impossible aujourd'hui d'imaginer une vie sans activité physique. Son incroyable promotion résulte de ses bénéfices réels sur la santé : amélioration de l'immunité, meilleure acuité intellectuelle, prévention d'un certain nombre de maladies.

Dans le contexte qui nous intéresse, à savoir celui d'une perte de poids, on peut considérer qu'une personne sédentaire consomme un quart de l'énergie qu'elle absorbe pour ses actes du quotidien. Si cette activité augmente, elle peut allègrement dépenser 50 % de sa consommation d'énergie. Ces données permettent d'expliquer la tendance au surpoids, qui se manifeste aujourd'hui un peu partout dans le monde : la sédentarité a gagné nos modes de vie avec le développement des moyens de transport et des activités nettement moins physiques qu'autrefois dans bon nombre de situations professionnelles. Aujourd'hui, un homme dépense en moyenne 2 400 kcal par jour et une femme, 2 000, contre à peu près le double il y a cent ans !

C'est pourquoi toutes les activités physiques que nous pouvons intégrer dans nos journées sont les bienvenues pour limiter la prise de poids. Sans oublier la pratique régulière d'activités intensives, comme la marche rapide, la course ou la musculation. Bref, tout ce qui va permettre à nos muscles de se mettre en action représente un coût énergétique qui peut compenser une part de notre consommation alimentaire.

Quel est l'impact du stress sur notre métabolisme ? Le stress fait-il grossir ou maigrir ?

Tu évoques à travers ta question une grande découverte ! Positives ou négatives, toutes nos émotions engagent l'action d'une hormone, l'adrénaline, qui provoque une élévation de la dépense d'énergie. Ainsi, tomber amoureux ou subir une mauvaise nouvelle est un facteur de dépenses d'énergie.

On peut dépenser jusqu'à 50 % de son métabolisme de base sous cette forme. Ce qui ne veut pas dire qu'il faut se faire peur en permanence pour en provoquer les effets ! Car les mêmes émotions peuvent conduire à une augmentation de la prise alimentaire, qui peut dépasser largement la dépense.

On entend souvent qu'il faut boire 1,5 litre d'eau par jour. Ça aide à perdre du poids ?

Voilà une belle idée reçue !

La consommation d'eau est naturellement régulée par la sensation de soif, qui apparaît lorsque l'organisme a déjà perdu une partie de son stock d'eau (75 % du poids corporel chez le nourrisson, 50 % chez les personnes âgées) :

- chez l'enfant, la sensation de soif apparaît lorsqu'il a déjà perdu 3 % de son stock ;
- chez l'adulte, elle apparaît lorsqu'il a perdu de 3 à 5 % de son stock ;
- chez la personne âgée de plus de 70 ans, lorsqu'elle a déjà perdu 5 à 7 % de son stock.

Cette sensation de soif est provoquée par un phénomène complexe qui fait intervenir des mécanismes au niveau du cerveau. Sans évoquer les cas spécifiques ou situations pathologiques (le nourrisson, une perte de conscience ou encore certaines maladies dégénératives), nous buvons en fonction de nos besoins et il n'est pas besoin d'en ajouter. Cependant, certains pensent que dans le cadre de régimes, il est important de boire pour se couper l'appétit. Cet effet reste faible et extrêmement éphémère. Une bonne hydratation est absolument essentielle, et se contenter de la soif comme signal suffit. Les spécialistes urologues se moquent souvent de l'excès d'hydratation, qui selon eux a pour seule conséquence d'éclairer la couleur des urines. Boire trop peu entraîne une urine de couleur foncée, car les produits éliminés sont trop concentrés ; boire beaucoup éclaircit la couleur de l'urine, à cause de l'effet inverse. Ceci étant, si le geste de boire suffit à faire disparaître l'envie du grignotage, tant mieux. Parfois, un petit effet placebo peut avoir un réel effet positif.

Eau pétillante ou plate ?

On appelle eau pétillante une eau qui est gazeuse. Certains préfèrent l'appeler soda, sur l'influence des Américains. Sa particularité, c'est qu'elle contient de l'acide carbonique. Cet acide carbonique est soit présent naturellement dans l'eau, il apparaît lorsque cette dernière remonte à sa source et se charge de dioxyde de carbone, soit créé artificiellement, comme le proposent les marques industrielles.

Je coupe court à une idée reçue : l'eau gazeuse ne fait pas grossir. Elle peut simplement provoquer une gêne digestive à cause du gaz, mais elle peut aussi, *a contrario*, être intéressante pour améliorer la digestion. Elle n'a aucun impact sur notre santé et on peut donc boire quotidiennement, selon sa préférence et sa tolérance, l'une ou l'autre. Sa consommation devra simplement être limitée en cas de ballonnements, mais bien souvent la gêne ressentie est très passagère. Deux inconvénients sont cependant à mentionner : consommer régulièrement une boisson gazeuse peut entraîner une augmentation de l'envie de boire des sodas, cette fois-ci sucrés ; par ailleurs, le contenu en sel de certaines boissons gazeuses peut être problématique en cas d'hypertension artérielle ou de dysfonctionnement rénal.

Les sodas sucrés sont une des principales causes de l'augmentation de l'obésité et du diabète dans le monde, il faut limiter de façon rigoureuse leur consommation. Par ailleurs, en cas d'insuffisance rénale, il importe de contrôler prudemment sa consommation de sel car ce dernier favorise le liquide circulant dans le corps, ce qui augmente la tension artérielle.

En dehors de ces situations, on peut consommer à sa guise l'une comme l'autre.

Au supermarché, j'ai du mal à m'y retrouver parmi les fromages blancs et les yaourts ! Comme dit une de mes amies, pour faire sa sélection face au rayon, il faut avoir un « doctorat en produits laitiers » ! Que choisir dans le cadre d'un régime ?

Cela me paraît normal de ne pas s'y retrouver : quand je fais mes courses, je suis effaré de voir, au rayon des produits laitiers, le nombre de variétés... On est proche des 1 000 ! Comment choisir astucieusement ?

Laisse-moi à présent te proposer un petit cours sur les produits laitiers d'usage courant pour que tu choisisses bien.

La dénomination « fromage blanc » est réservée à un fromage non affiné qui, lorsqu'il est fermenté, a subi une fermentation principalement lactique. Les fromages blancs fermentés et commercialisés avec le qualificatif « frais » ou sous la dénomination « fromage frais » doivent renfermer une flore vivante au moment de la vente au consommateur.

La dénomination « yaourt » ou « yoghourt » est réservée au lait fermenté ensemencé des seules bactéries lactiques *Lactobacillus bulgaricus* et *Streptococcus thermophilus*. Elles doivent être vivantes à raison d'au moins 10 millions de bactéries par gramme, pendant toute la durée de vie du produit. En France, les produits traités thermiquement après fermentation n'ont pas le droit à l'appellation « yaourt ». Voilà pourquoi on désigne certains produits par leur nom de marque et non sous l'appellation yaourt. Ils sont considérés par la législation comme du lait fermenté et non comme des yaourts, même si on peut se demander s'il ne faudrait pas la modifier.

À noter qu'il faut vraiment se méfier des yaourts aromatisés, dont les contenus en sucre, variables de l'un à l'autre, peuvent modifier considérablement la valeur calorique. Il importe également de ne pas confondre yaourts et desserts lactés, ces derniers pouvant être enrichis avec de la crème fraîche, ce qui en fait alors des gourmandises.

Faut-il prendre des produits 0 % ?

Pendant longtemps, on a recommandé les produits à 0 % parce qu'ils permettaient une économie de calories relativement simple à réaliser. Il s'agit en effet de produits laitiers débarrassés de la graisse, sans que cela nuise à leur véritable intérêt (le calcium, les protéines). Mais on s'est rendu compte que ces produits ne provoquaient pas de rassasiement psychologique. Donc, pour le peu de calories évitées, on empêche les gens de se faire plaisir et on les entraîne à manger d'autres choses en complément. Pour ma part, je conseille aujourd'hui des produits nature, c'est-à-dire à 20 % de matière grasse, en évitant idéalement le sucre, quitte à utiliser des édulcorants (ici encore à condition de ne pas en abuser, évidemment).

L'appellation 0 % signifie qu'il n'y a pas de matière grasse dans l'aliment. Et cela résulte en une différence de goût vraiment importante. Afin d'éclairer le lecteur, les yaourts à la grecque ainsi que les fromages blancs à la grecque ont en revanche pour particularité d'être plus riches en graisses, au moins deux fois la quantité contenue dans un yaourt nature ou un fromage blanc avec 40 % de matière grasse.

En pratique, comme le montre le petit tableau ci-dessous, la seule différence réside dans la quantité de protéines contenue dans le fromage blanc, quasiment double comparé à un yaourt. La quantité de calcium est légèrement plus faible, mais non significative, de même que la quantité de glucides.

	Calories	Protéines	Glucides	Lipides
Yaourt 0 %	36 g	4,3 g	4,5 g	0 g
Fromage blanc 0 %	48 g	8 g	4,2 g	0 g

Pourquoi choisir des laitages contenant beaucoup de protéines ? Tu crois que ça me ferait maigrir ?

C'est le produit innovant des deux dernières années. La plupart des candidats à l'amaigrissement se jettent dessus. Encore un effet miracle espéré ! *(rires)*

Il y a trois raisons qui expliquent l'apparition des yaourts enrichis en protéines. La première : répondre au désir de la population de maigrir en mangeant des aliments supposés leur couper l'appétit. En effet, les protéines ont un faible rendement énergétique, moins de quatre calories par gramme, et elles ont de surcroît cet effet intéressant sur la satiété. Ce ne sont pas à proprement parler des « coupe-faim », mais il est vrai qu'une alimentation riche en protéines limite plus l'appétit qu'une alimentation équilibrée, ou bien riche en sucre ou en graisse. D'autre part, le végétarisme progresse, et puisque les végétariens peuvent consommer des produits laitiers, à l'inverse des végétaliens, il est utile d'enrichir en protéines certains aliments pour atteindre la ration idéale. On considère qu'il faut consommer entre 0,9 g et 1,2 g de protéines par kilo de poids et par jour. Enfin, l'apparition de ces yaourts permet, par le biais de produits semi-liquides plus faciles à consommer, d'augmenter la ration en protéines de personnes âgées ou ayant des difficultés à manger.

J'ajoute également que l'explosion de la musculation et du sport, ayant entraîné une forte consommation de poudres de protéines pures, a mis la puce à l'oreille des industriels de produits laitiers, qui deviennent donc les concurrents des fabricants de protéines en poudre.

Pour toi qui suis des régimes à répétition, ces produits peuvent avoir leur utilité : ils limiteront un peu ton appétit tout en étant pauvres en calories. Cela peut donc valoir le coup, mais à condition d'avoir par ailleurs une alimentation à la fois équilibrée et calibrée. Et, bien sûr, si tu manges deux yaourts et que tu y ajoutes de la confiture, cela ne t'aidera pas beaucoup... !

D'ailleurs, c'est quoi, une protéine ? Pourquoi est-ce important dans un régime ?

J'adore ta question parce que j'ai toujours pensé que plus on renforcerait l'éducation nutritionnelle de la population, mieux elle se porterait, car elle serait capable de comprendre ce qu'il lui faut, sans tomber dans les pièges des vendeurs de produits inutiles voire parfois dangereux.

Le rôle des protéines est double : ce sont les briques de l'organisme, sa structure (peau et organes). Mais elles assurent aussi son fonctionnement, car elles sont indispensables à la fabrication des hormones, des anticorps et des enzymes, ainsi que dans de très nombreux processus, comme la coagulation, ou encore la fabrication des anticorps pour nous protéger des infections. Donc, pas de vie sans protéines.

Nous devons consommer en moyenne, tous les jours, 1 g de protéines par kilo de poids corporel. Mais ce chiffre peut varier selon les circonstances : plus élevé chez un sportif pour faire face aux besoins générés par un effort intensif, moins élevé en cas de surpoids, car l'organisme a des réserves de graisses qui diminuent ses besoins en protéines.

Très souvent, dans les régimes, la restriction est importante. Au point que la ration de protéines devient trop faible, ce qui menace la santé. Il y a alors un risque de perte musculaire, de diminution de l'immunité ou de la production des hormones. Ajoutons à cela que pour obtenir réellement la satiété, il faut consommer suffisamment de protéines.

Pour perdre du poids, il importe de prendre en compte ces paramètres, afin d'assurer à l'organisme un apport suffisant en protéines et un équilibre satisfaisant entre les différents acides aminés. Sans oublier les besoins en énergie, c'est-à-dire la quantité d'énergie nécessaire pour compenser ses dépenses énergétiques. En moyenne, 1 g de protéines apporte 4 kcal, mais le rendement est en réalité inférieur, car il faut tenir compte de la dépense énergétique nécessaire à leur assimilation.

➔ Tout savoir sur les protéines

Une protéine est une grosse molécule constituée de protéines plus petites que l'on appelle les acides aminés. Il existe deux types d'acides aminés : ceux qui sont essentiels, car notre corps ne sait pas les fabriquer, et ceux qui sont dits non essentiels, que le corps fabrique à partir des acides aminés essentiels. Le corps humain compte 20 acides aminés incorporés dans les protéines. En comparaison, l'insuline en contient 51, et l'hémoglobine du sang 574 !

Les protéines complètes contiennent les huit acides aminés indispensables. On les trouve essentiellement dans les aliments d'origine animale : viande (rouge ou

blanche), charcuterie, poissons, œufs, produits laitiers et fromage. La quantité de protéines y est en général importante : entre 10 et 25 %.
À l'inverse, on parle de protéines incomplètes quand elles n'apportent pas tous les acides aminés essentiels. Ce qui est le cas des protéines végétales. C'est pourquoi l'on oppose souvent l'alimentation végétalienne (sans aucun produit issu d'animaux, donc ni œufs, ni laitages, ni miel !) et l'omnivorisme. Cependant, il n'est pas justifié de les considérer comme des protéines de seconde qualité, car en associant céréales et légumineuses dans un même repas, on peut obtenir tous les acides aminés essentiels.
Les céréales (blé, seigle, avoine, riz, maïs, etc.) et les légumineuses (lentilles, pois chiches, fèves, haricots secs, soja, etc.), principales sources de protéines végétales, contiennent en moyenne entre 4 et 20 % de protéines. Le soja est l'aliment qui en contient le plus, c'est pourquoi il constitue un ingrédient de base pour les végétariens.

Je ne prends pas de petit déjeuner... Certains affirment que c'est le repas le plus important de la journée, et d'autres que c'est l'inverse. On entend tout et son contraire ! Qu'en penses-tu ?

Voici ma réponse, que je vais prendre le temps de te développer. Les gens réagissent souvent par réflexe en prenant les idées reçues pour des réalités scientifiques.

Ainsi, combien d'entre nous sont persuadés que le petit déjeuner est « le repas principal de la journée » ? Ce slogan a été tant matraqué qu'il a fini par devenir une vérité universelle inattaquable. Si s'adonner à trois repas par jour est inscrit dans notre culture, celle-ci s'est profondément transformée ces dernières années, avec des changements survenus dans la vie quotidienne : des conditions de travail plus souples, la possibilité d'avoir accès à la nourriture n'importe où et n'importe quand, l'augmentation de la densité calorique des aliments (en partie responsable de la prise de poids) ont fait voler en éclats les réflexes anciens.

Deux études récentes parues dans des revues scientifiques ont remis en question l'importance et la sacralisation du petit déjeuner.

Le professeur John Deanfield, dont les travaux viennent d'être publiés dans le *Lancet Diabetes and Endocrinology*, démontre ainsi qu'il n'y a aucune nécessité à s'imposer des rythmes alimentaires, construits sur le modèle social traditionnel « à la française » de trois repas par jour. Chaque repas étant une somme d'énergie, qui s'additionne aux autres repas, aucun n'a plus de privilège qu'un autre.

Quant à E. J. Dhurandar, J. Dawson et associés, ils expliquent que sauter ou prendre un petit déjeuner n'est en rien un critère de prise ou de perte de poids.

Reprenons l'historique du petit déjeuner. Pendant longtemps, il a été exclusivement le repas des enfants et des travailleurs : plus on était riche, moins on mangeait au petit déjeuner. En effet, l'ouvrier se levait tôt, tandis que le bourgeois ou l'aristocrate, guère besogneux, se levait tard. C'est ainsi que les Goncourt ont relevé ceci : le peuple déjeune, la bourgeoisie dîne, la noblesse soupe. La nature même du petit déjeuner a évolué avec le temps. Le monde rural prend, au lever, un bol de café noir mais, quelques heures plus tard, se nourrit plus substantiellement au moment du casse-croûte. C'est alors de la soupe et du pain qui sont absorbés, accompagnés de fromage, de charcuterie et arrosés de vin. Le café au lait apparaît dans de nombreuses couches de la société au milieu du dix-huitième siècle. Certaines de ces pratiques perdurent dans des régions ou catégories professionnelles. Et dès les années 1900, on note que l'habitude du petit déjeuner disparaît, parce que les hommes, notamment les ouvriers, le remplacent par des verres de vin qu'ils prennent dans les cafés se trouvant autour de leur lieu de travail. Ailleurs, outre-Atlantique, se déclenche une bataille qui oppose les frères Kellogg, défenseurs des céréales, à ceux qui prônent la suppression de ce moment et qui prennent l'habitude de consommer de la charcuterie et des protéines.

Toutes ces informations nous permettent de comprendre aisément que la nature du petit déjeuner comme son existence même correspondent à des habitudes strictement personnelles. Nous pouvons donc les adopter en fonction de nos propres goûts, et choisir son petit déjeuner salé, sucré ou protéiné : tout est possible. Il importe cependant de faire une exception pour les enfants, qu'il faut suffisamment nourrir dès le matin. Comme leur capacité à manger est limitée du fait de la taille de leur estomac, il est préférable de fractionner leur alimentation, et donc de leur offrir un petit déjeuner, comme un goûter. Remarquons également que les personnes qui ont l'habitude de prendre le petit déjeuner ont une baisse de leur acuité intellectuelle et de leurs performances physiques quand ils le suppriment.

Sur le plan nutritionnel, on considère que lorsqu'on prend un petit déjeuner, il doit représenter 15 à 20 % des apports de la journée. Grosso modo, pour une femme, entre 300 et 400 calories et pour un homme, entre 350 et 500 calories. Et lorsque le petit déjeuner n'est pas pris, il est tout à fait possible de répartir ces calories sur d'autres moments de la journée, durant les repas du midi ou du soir, par exemple.

Un petit déjeuner idéal comprend une source de céréales, comme du pain, des biscottes, des céréales du petit déjeuner ou encore une crêpe, peut-être même un biscuit si on sait bien le choisir. On complète avec un produit laitier et au choix, soit un aliment salé comme du fromage, du jambon ou un œuf soit, pour ceux qui aiment le sucre, un fruit ou une compote.

Je ne supporte pas le salé le matin. Or, j'entends partout que c'est ce qu'il y a de mieux ! Que faire ?

Je ne sais pas quelles sont tes sources, mais en tout cas, ce n'est pas du tout une vérité. Il est important d'absorber une ration énergétique et suffisante durant le petit déjeuner. À partir de là, peu importe que l'on consomme du sucré ou du salé. C'est la mode du tout sans sucre en ce moment et c'est probablement ce qui entraîne ce genre de réaction. Les produits salés contiennent en général, il est vrai, un peu plus de protéines et ont donc un effet plus rassasiant. Mais à quoi cela sert-il d'être rassasié si l'on n'aime pas ce que l'on mange ?

Manger des féculents le soir fait-il grossir ? Si j'arrête, tu penses que je maigrirais plus vite ?

C'est drôle cette manière qu'ont les gens de constamment chercher l'aliment qu'ils vont pouvoir manger, ou au contraire supprimer pour maigrir. Ça mesure combien nous pouvons être désemparés quand nous cherchons à perdre du poids.

Cette rumeur repose sur deux théories. La première consiste à penser que les aliments pris le soir vont être stockés plus longtemps par l'organisme, puisque nous sommes en repos.

La seconde considère tous les produits céréaliers, dont font partie les féculents, comme de gros apporteurs de sucres, qui se transforment inévitablement en graisse.

En réalité, ces deux théories sont fausses. Le corps humain fonctionne comme un réservoir dans lequel nous puisons en fonction de nos besoins : c'est ce que notre corps réclame heure après heure, jour après jour et semaine après semaine. Les aliments consommés ne sont donc pas utilisés immédiatement, à l'exception du sucre sous sa forme la plus rapide : le sucre de table, les gâteaux, les sodas… Nous disposons de deux jours de réserve pour les sucres, stockés dans les muscles et dans le foie, d'environ une dizaine de jours pour les protéines et de 50 à 100 jours pour la graisse, selon notre poids. La dépense la plus importante de notre corps est celle qui permet de maintenir ce dernier à une température de 37 °C. On appelle cela le métabolisme de base, et cette dépense varie en fonction des individus : de 1 200 à 1 800 calories par jour en moyenne. Notre corps a donc besoin d'énergie, et même quand nous dormons, ceci afin de protéger l'ensemble de nos organes et en particulier notre cerveau. Il se sert de ce qu'il lui faut pour la nuit : le repas du soir sert donc à alimenter le réservoir, avec ou sans féculents. Lorsque nous en mangeons, ils contribueront à alimenter le pool des glucides (c'est-à-dire la totalité des glucides dans le corps) et sont stockés pour un usage ultérieur.

Rappelons également qu'il est important de disposer d'une quantité de glucides suffisante, permettant de fournir l'énergie qui sera nécessaire pour couvrir l'ensemble de nos besoins. Peu importe qu'on les mange le midi ou le soir, il en faut. Les manger le soir présente cependant un intérêt, car non seulement ils sont rassasiants, mais en plus ils contiennent du tryptophane qui permet d'améliorer le sommeil et l'humeur. On veille, dans tous les cas, à ne pas en manger trop mais suffisamment. Dans les féculents, on classe les pâtes, le riz, la semoule, les pommes de terre ; mais les légumineuses, comme les lentilles, les fèves, les haricots ou encore les pois chiches apportent également des sucres lents. Le pain en fournit également. À chacun de choisir sa source en fonction de ses goûts. Pour te donner des chiffres, je conseille aux gens qui sont au régime de consommer 100 g de féculents cuits par jour et 30 à 40 g de pain, que l'on peut convertir en 100 g de féculents si on n'aime pas en manger. Chez les hommes, je double la ration.

Depuis quelque temps, on nous conseille de manger des légumes secs, comme des lentilles ou des haricots rouges. Pourquoi ?

Chaque année amène son lot d'aliments à la mode. On a beaucoup parlé, un temps, des noix, des noisettes, des amandes, puis, plus tard, des baies de Goji, des cranberries... Plus récemment, ce sont les graines de lin ainsi que les graines de chia qui ont fait leur apparition. Les légumineuses, pour le coup, font exception car contrairement aux précédents aliments, l'argument scientifique et l'impact sur la santé sont réels. Elles ont pour propriété de fermenter de façon considérable dans notre intestin, ce qui permet de stimuler le microbiote qui est l'ensemble des micro-organismes constituant notre flore intestinale. Depuis plusieurs années, on se rend compte de l'importance de celle-ci dans la prévention, et peut-être même la guérison de certaines maladies. Voilà pourquoi il est particulièrement recommandé d'en consommer. D'autres propriétés des légumineuses sont également à noter : ce sont des produits à la fois riches en protéines et en fer, ce qui permet de limiter la consommation de viande. Par ailleurs, leur richesse en fibres permet de réduire et de stabiliser les taux de cholestérol et de sucre dans le sang. Ce sont également une excellente source de nutriments, en particulier de vitamines B, mais aussi de potassium, de magnésium, de zinc et de calcium. Elles ont l'avantage d'être peu coûteuses. Pour mémoire, l'équivalent d'une balle de tennis de légumineuses correspond à une portion de viande. En les mélangeant avec des produits céréaliers comme du riz, des pâtes ou encore de la semoule, on obtient une protéine de bonne qualité qui permet d'éviter les protéines animales. Leur valeur calorique est sensiblement égale à celle des produits céréaliers, c'est-à-dire entre 100 et 130 calories pour 100 g.

Faut-il peser ses aliments ? Le poisson par exemple, doit-il respecter une certaine quantité lorsqu'il est consommé ?

J'aimerais faire comprendre cela à tout le monde, en tout cas à tous ceux qui font un régime : peser ses aliments est, certes, un exercice fastidieux, mais on ne peut contrôler son alimentation sans connaître exactement les rations des aliments qui ont la plus forte densité calorique. Je le dis et l'affirme : c'est impossible. Dans la vie quotidienne et hors des périodes de perte ou de contrôle de son poids, nos habitudes nous permettent en général de ne pas le faire. Nous nous sommes progressivement habitués à ajuster nos portions d'aliments en fonction de nos besoins. Mais le contrôle précis des nutriments qui sont consommés, que ce soit le sel, le sucre, les graisses... devient nécessaire dès lors qu'il s'agit de perdre ou de gagner du poids. Il en est de même pour l'énergie consommée, que l'on appelle communément calories.

Certains aliments jouissent d'une réputation que l'on peut qualifier de diététique, comme le poisson. Mais quel que soit l'aliment consommé, tous contiennent forcément une quantité de calories. Ainsi, une portion de 100 g de poisson apportera approximativement 100 calories, 20 g de chocolat en contiendront la même quantité. Même si le premier ne comporte ni graisse, ni sucre, il apporte autant de calories que les 20 g de chocolat. Ce n'est donc pas parce qu'un aliment a une faible densité calorique qu'il faut en exagérer la consommation au risque d'avoir un apport énergétique disproportionné. Lorsque nous nous fixons un niveau d'énergie, donc de calories à consommer, il est indispensable de peser, au moins un temps, ses aliments, pour remodeler ses habitudes. Cela ne veut pas dire qu'il faut vivre avec une balance en permanence, mais qu'il faut, au moins au départ, prendre soin de visualiser et de contrôler les portions. De nombreuses expériences ont déjà montré que, quels que soient les aliments consommés, c'est bien la valeur calorique du repas qui compte, dans le cadre d'un contrôle de son poids. On peut faire grossir les gens en leur faisant consommer des aliments à petite densité calorique mais en grande quantité, à l'inverse on peut faire maigrir d'autres personnes en leur donnant des aliments considérés comme interdits, mais en quantité modérée. La composition des repas reste, bien entendu, un facteur primordial qui détermine l'impact sur notre santé. C'est la raison pour laquelle il est important d'avoir une alimentation harmonieuse et variée.

Comment fait-on au restaurant pour connaître le poids des aliments ? Je ne vais pas apporter ma balance !

En réalité, quand je dis de peser ses aliments, cela signifie qu'il faut apprendre à visualiser, à peu près, le poids de ce que l'on mange. Pour les protéines par exemple, c'est assez simple, on peut utiliser la paume de la main : la portion doit pouvoir tenir à l'intérieur et dans ce cas on sait qu'elle correspond à environ 125 g. Pour les féculents et les matières grasses, on peut se servir de cuillerées à soupe. Pour 100 g, il faut environ quatre à cinq cuillerées à soupe, on multiplie ensuite si la quantité est plus importante. Pour les matières grasses, 10 g d'huile correspondent à une cuillérée à soupe, 10 g de beurre à deux cuillérées à café. Pour les produits industriels, le poids total du produit peut nous aider à faire le calcul ; concernant le pain en tranche, il est nécessaire de connaître le poids d'une tranche de pain, tandis que la baguette, elle, pèse 250 g : un quart de baguette correspond donc à peu près à 60 g. Concernant les légumes et les fruits, on ne mettra que très rarement une limitation pour les premiers. Un fruit de taille moyenne pèse à peu près 150 g.

Pour moi, l'idéal, ça reste quand même d'acheter une petite balance de ménage et de peser ses aliments, au moins pendant quelques jours. Ensuite, on se contentera de vérifier si l'on a toujours le compas dans l'œil, ou si l'on est en train de se tromper. Mais de toute façon, on ne vit pas avec une balance à côté de soi.

Au restaurant, comment faire le bon choix ?

Je vais te répondre en toute transparence. Si tu vas au restaurant plus de trois ou quatre fois par semaine, c'est quasiment impossible de maigrir. Tu te feras rattraper par le désir de manger, ou par les gens qui seront avec toi et qui t'inciteront à commander ce que tu voulais éviter. Si tu n'y vas que rarement, alors fais-toi plaisir, et compense ton écart par un ou plusieurs repas maigres que tu prendras les jours suivants. La stimulation alimentaire est un des paramètres de notre comportement qui apparaît au cours des repas ; la lecture d'une carte de restaurant a pour particularité d'ouvrir l'appétit, de réveiller les papilles et de stimuler l'envie de manger. Si tu manges au restaurant 2 ou 3 fois par semaine, je te recommande de ne prendre que deux plats : soit un hors-d'œuvre et un plat principal, soit un plat principal et un dessert. Il faut, de surcroît, mélanger le « diététique » et le « non diététique ». On peut par exemple prendre un plat en sauce, si on prend une salade de fruits ou un dessert plus léger. À l'inverse, un poisson grillé ou une viande, accompagnée d'un dessert gourmand pourrait convenir. Une petite méfiance à l'égard des cafés gourmands qui, par la petite taille de chaque composant, laissent croire, de façon illusoire, que l'on ne dépasse pas les apports énergétiques, ce qui n'est pas le cas. Enfin, n'oublions pas que lorsqu'on entreprend d'équilibrer son alimentation, cela ne concerne pas qu'un seul repas, mais l'ensemble des repas sur une journée, voire sur une semaine. Après un repas copieux, il suffit donc de diminuer le ou les repas suivants pour rétablir l'équilibre.

Je me souviens de t'avoir appelé, un jour : j'étais au restaurant et je t'ai dit que j'allais prendre le tartare de poisson puis le poulet grillé. À ma grande surprise, tu m'as répondu que ce n'était pas le bon choix. Pourtant, tout était light !

Ne le prends pas mal, mais tu fais partie de ces gens qui cherchent en permanence à se faire plaisir, alors même qu'ils sont au régime. Je suis d'accord, il faut se faire plaisir, mais il faut aussi apprendre à le mettre de côté si l'on souhaite perdre du poids.

Les idées reçues sont nombreuses. Le poisson bénéficie d'une image de produit diététique, on pense à tort qu'on peut en manger à volonté. La particularité des tartares, c'est que, bien souvent, ils ne sont pas juste composés de poisson, mais accompagnés de citron et de légumes, parfois d'une mayonnaise, qui se fait discrète à l'intérieur du plat mais qui est pourtant bien présente. De plus, les tartares sont souvent préparés avec des poissons gras comme du saumon ou du thon qui augmentent la valeur calorique du plat. Cela reste un très bon produit pour la santé, mais il est préférable de l'accompagner avec des aliments plus légers que d'autres protéines comme le poulet ou la viande : le préférer comme plat et prendre en accompagnement, par exemple, une salade, ou alors opter pour un bon dessert mais qui restera léger.

J'ai du mal à ne pas me jeter sur le pain... Tu as un conseil pour résister ?

Tu soulèves deux points dans ta question. Tu te demandes si le pain est interdit : la réponse est non. Ensuite, concernant ton attraction particulière pour ce produit, je ne peux pas te le reprocher puisque c'est un des pivots de l'alimentation française ! Moi qui suis au régime, ma stratégie consiste à acheter du pain et à le congeler sous forme de portions ; ainsi, je sais exactement quoi consommer par repas dans la journée. Quand vraiment je me sens dépendant, alors j'achète des pains un peu moins savoureux pour craquer moins facilement, ou bien du pain complet qui me rassasie plus rapidement. Je reconnais que la méthode est brutale, mais ça marche assez bien. Je te précise néanmoins que dans la plupart des régimes, je propose des féculents qui peuvent aisément remplacer le pain. Voici pour l'équivalence : 100 g de féculents équivalent à 40 g de pain.

Qu'est-ce que je peux manger au restaurant chinois ?

Le véritable problème des restaurants chinois, ce sont les fritures et les ajouts en sucre. Un repas idéal peut se composer de différentes salades qui contiennent, par exemple, des crevettes, du crabe ou qui peuvent rester végétariennes, suivies d'un plat. Il est préférable de prendre du poulet plutôt que du porc ou du bœuf, pour limiter la ration calorique. D'éviter également les sauces sucrées, non en raison des calories mais pour limiter l'excitation de l'appétit. On peut manger des rouleaux de printemps, mais éviter les nems. Le riz cantonais, dans sa recette authentique, nécessite d'être cuit dans un peu de matière grasse ; il peut, grâce à la présence des œufs, constituer un plat complet, mais pas un accompagnement. Le plat idéal serait, par exemple, un rouleau de printemps avec une salade de crabe et de crevettes, suivi de litchis. On peut également prendre quatre à six bouchées vapeur maximum, et les accompagner d'une portion de riz cantonais avec un fruit. Ou encore opter pour un plat cuisiné avec, pourquoi pas, une sauce, à condition de choisir un riz nature et du poulet et de se contenter d'une salade, plutôt végétarienne cette fois-ci.

Les raviolis vapeur, c'est light ?

Le mode de cuisson de cet aliment est effectivement light, puisqu'il s'agit d'une cuisson à la vapeur sans matières grasses. Le piège, c'est que les raviolis contiennent en général une farce dont on ne connaît pas la composition. Très souvent, il s'agit d'une farce cuisinée dans une poêle avec des matières grasses. Ces vapeurs, si nous prenons en compte leur grammage, contiendraient de 50 à 70 calories environ. Très souvent, ce sont des produits insuffisants en protéines, car même s'ils contiennent du poulet ou des crevettes, ils sont mélangés avec des légumes et du soja. En cas de régime, la portion recommandée est de six à huit, accompagnés d'une salade et d'un fruit.

Quelle huile faut-il utiliser ? On entend souvent que l'huile d'olive est la meilleure...

Je suis toujours impressionné de constater que les gens pensent que l'huile d'olive est un produit innocent parce que c'est une bonne matière grasse... Ils oublient que toutes les huiles contiennent 900 calories pour 100 g, c'est-à-dire 9 000 calories pour 1 litre. Du coup, certains se font une salade pour maigrir mais l'arrosent abondamment, en toute bonne foi, d'un produit en réalité hypercalorique.

En réalité, les huiles diffèrent les unes des autres par leur composition en acides gras, leur capacité à être utilisées en cuisine ou en assaisonnement ainsi que leurs goûts. On assiste, depuis quelque temps, à l'apparition de ce que l'on appelle les huiles combinées, qui sont des mélanges de différentes huiles végétales, ce dans l'objectif d'obtenir une huile idéale pour la santé : l'équilibre entre les différents acides gras convenant mieux à notre organisme. Ce sont des huiles de fabrication industrielle. L'huile de colza a émergé ; sa composition est intéressante pour les personnes qui souffrent de maladies cardio-vasculaires. Elle peut se cuire, mais son goût est assez fade, comme les huiles combinées. L'huile d'olive présente l'avantage d'être à la fois agréable en goût et bonne pour la santé, tout comme les huiles oléagineuses qui sont produites à partir de noix et noisettes, mais ces dernières étant beaucoup plus difficiles à conserver et coûtant plus cher.

En cas de problème de santé, il faut privilégier les huiles combinées ou l'huile de colza, que l'on peut placer à égalité avec l'huile d'olive.

Si tu veux en savoir plus sur les huiles, je t'en dis plus dans un dossier dédié en page 230. Si tu n'as pas le temps de tout lire, voici un condensé des recommandations :

- privilégier l'huile d'olive, de colza ou de noix pour les assaisonnements ;
- adopter l'huile de tournesol pour les fritures ;
- opter pour les huiles combinées en cas de risque cardio-vasculaire.

Que penses-tu des vinaigrettes du commerce ?

Entre nous, je trouve un peu incompréhensible de consommer des vinaigrettes du commerce, tellement la recette maison est facile à faire… et en plus moins chère. La plupart des vinaigrettes industrielles contiennent de nombreux additifs et, niveau calories, équivalent à une vinaigrette maison. On peut, bien sûr, en trouver des bonnes, mais elles doivent quand même rester un produit de dépannage. Et, dans ce cas, on privilégiera certains ingrédients, comme les bonnes huiles : olive, colza en particulier. Opter également pour un produit qui ne dépasse pas 500 calories pour 100 ml.

Beaucoup de choses contradictoires sont dites sur l'avocat. Qu'en penses-tu ?

Ah l'avocat… Tu as raison, c'est le produit à la mode depuis quelque temps, parce qu'on met en valeur la nature de ses matières grasses, de bonne qualité. Et c'est aussi une conséquence de la mondialisation de la nourriture, qui nous apporte toujours plus de nouveaux aliments. Avec 138 kcal pour 100 g et 14 % de lipides, l'avocat est souvent pointé du doigt à cause de sa richesse en graisses.

En réalité, il s'agit en grande partie d'acide linoléique, un acide gras insaturé favorable au bon fonctionnement du système cardio-vasculaire.

Dépourvu de cholestérol, il contient des traces de bêta-sitostérol, un stérol végétal qui entre en compétition avec le cholestérol au niveau de l'absorption intestinale, ce qui permet de réduire le taux de mauvais cholestérol sanguin tout en augmentant le bon cholestérol.

La teneur élevée en vitamine E antioxydante de l'avocat permet de protéger de façon optimale ces acides gras polyinsaturés de l'oxydation.

Côté minéraux, l'avocat représente une grande source de magnésium, et surtout de potassium (550 mg pour 100 g), bénéfique pour réguler la tension artérielle. Il favorise également l'élimination rénale.

Il faut veiller simplement à éviter l'ajout de mayonnaise, et privilégier le jus de citron qui, dans un même temps, évitera à l'avocat de noircir.

Certains régimes le proscrivent, d'autres pas...

On est en effet tenté de le proscrire en raison de sa teneur calorique. Mais il faut rappeler que la meilleure des alimentations, c'est celle qui n'interdit rien. Consommer 100 g d'avocat, mais sans mayonnaise ni huile reste extrêmement favorable pour la santé… et assez agréable au goût.

Le jaune d'œuf, c'est gras ?

Oui, le jeune d'œuf est gras. Il contient environ 350 calories, 31 g de lipides et environ 600 mg de cholestérol pour 100 g (un œuf pèse 50 g et le jaune à peu près 25 g). Il présente l'avantage d'être riche en vitamines A, en vitamines B, en sels minéraux et en lutéine, extrêmement intéressante chez les gens qui ont des problèmes oculaires. C'est un aliment rassasiant qu'il ne faut pas éliminer de l'alimentation, même en cas de problème de cholestérol.

Le jambon, c'est régime ?

Oui, le jambon reste un produit de régime car il contient en moyenne 120 calories pour 100 g, avec un fort taux de protéines pour rassasier l'appétit, 20 g pour 100 g, un taux de lipides inférieur à 4 g pour 100 g, et des traces de glucides. On en contrôle cependant sa consommation lorsque l'on fait un régime pauvre en fer, en potassium, ou en sel.

Et une crêpe jambon-fromage, je peux ?

Tu vois pourquoi j'insiste pour éduquer mes patients. Une crêpe, c'est un produit céréalier. Il y en a de toutes sortes, bien entendu : des classiques, comme celles au sarrasin, des plus riches, avec un œuf et du lait… En réalité, la différence de l'une à l'autre est très faible. Dans un repas, j'inclus la plupart du temps des féculents, eh bien, une crêpe remplace les féculents. Ensuite, le jambon et le fromage ne sont que les protéines du repas, il suffit d'en contrôler la quantité et de ne pas cuire la crêpe à la poêle avec une tonne de beurre.

Les vermicelles de riz, c'est mieux que les pâtes normales ?

Les vermicelles de riz cuits contiennent 90 calories pour 100 g, avec très peu de protéines : 1,5 g pour 100 g, 20 g de glucides et pas de lipides. Il n'y a pas de sel, sauf si on en rajoute après la cuisson. Ce produit a donc peu d'intérêt nutritionnel en dehors de son apport en glucides, même si, comme pour tous les produits céréaliers, ils offrent une bonne richesse en vitamine B9 intéressante chez les femmes enceintes. Ils sont un peu moins riches en calories que les pâtes normales et présentent l'avantage de ne pas contenir de gluten en cas d'intolérance, de susceptibilité ou d'allergie.

Les biscottes, c'est mieux que le pain ?

Tu as raison de poser la question, parce que beaucoup de gens sont persuadés que les biscottes sont moins riches que le pain. Oui, il y a une vraie différence en termes de digestibilité, car les biscottes sont un produit desséché (cuites deux fois, c'est l'étymologie du terme biscotte), déshydraté par la cuisson. Cependant, la recette est la même que celle du pain. C'est simplement la valeur calorique, rapportée à 100 g, qui varie, puisque la biscotte contient moins d'eau que le pain. 100 g de biscottes contiennent 400 calories, alors que 100 g de pain en contiennent 250. En gros, il faut prendre moitié moins de biscottes que de pain pour faire la conversion. C'est le mode de cuisson qui les rend plus digestes, qui permet d'en « casser » les fibres.

Quelles biscottes choisir ? Certaines sont très caloriques ! Il faut faire bien attention aux ajouts qu'il peut y avoir dans celles-ci, et qui peuvent entraîner une confusion avec d'autres produits panifiés desséchés. Certains d'entre eux contiennent du sucre, et parfois des graisses. Bien vérifier donc sur l'étiquette, car une biscotte classique ne contient ni sucre ajouté, ni graisse. Ma préférence irait aux biscottes aux céréales, qui contiennent un peu de graines et donc des acides gras de bonne qualité.

Le pain… C'est vraiment non ?

Je remarque que c'est une addiction chez toi ! C'est la deuxième fois que tu m'interroges sur le pain ; je vais compléter ma première réponse.

Le pain, aliment phare de l'alimentation française, est intéressant par son apport en glucides. Dans d'autres pays ce sera le riz, les pâtes, les pommes de terre, le manioc... Nous avons besoin des sucres lents présents dans ces aliments pour fournir à notre corps l'énergie dont il a besoin et entretenir le bon fonctionnement de nos muscles. Le pain n'est donc évidemment pas interdit, mais il doit s'intégrer dans la quantité de glucides que nous devons manger chaque jour. Nous avons le choix, grâce à l'abondance alimentaire dont dispose notre pays. Il est aussi possible de consommer des pâtes, du riz, de la semoule, des légumineuses, des haricots, des pommes de terre... Le point de vigilance réside dans la quantité globale de pain que nous mangeons. Effectivement, le pain a un indice glycémique plus élevé que la pomme de terre bouillie ou les légumineuses. Mais l'équilibre reste maintenu si l'on veille à manger les uns et les autres de façon variée. Ce qui pose problème, aujourd'hui, c'est la variété des pains dont nous disposons. Les pains de mie sont souvent enrichis en graisse et/ou en sucre, on se noie entre les pains aux céréales, les pains sans gluten, au maïs, les pains briochés, les pains de boulanger et ceux des grandes surfaces. On trouve aussi des pains « graines », constitués surtout de céréales en graines et qui diffèrent de ce que j'appelle les pains « farine », pains « véritables » dont l'ingrédient principal est bien la farine. Le pain doit rester un aliment fait avec de l'eau, de la farine, du sel et du levain et fabriqué ainsi, il reste un très bon aliment. À noter que la baguette tradition, pour laquelle la législation interdit d'ajouter d'autres ingrédients que ceux cités précédemment, dispose d'un indice glycémique ayant été mesuré comme excellent (ce qui nous interroge, nous, nutritionnistes).

Je compose mes salades avec du quinoa. C'est mieux que le couscous ?

Le couscous est constitué de semoule de blé dur. C'est un aliment qui contient 120 calories pour 100 g, un peu de protéines : 3,4 g, 24 g de glucides, peu de fibres : 1,9 g, une bonne quantité de calcium, 13 mg de magnésium, 96 mg de potassium et de la vitamine B9. En comparaison, le quinoa est un peu plus riche, avec 150 calories pour 100 g, un peu plus de protéines : 4,7 g, de glucides : 28 g ainsi que de fibres : 4 g. Beaucoup de magnésium avec 71 mg, de potassium : 220 mg mais moins de vitamine B9 et moins de calcium.

Sur le plan nutritionnel, en dehors du magnésium, la semoule est un peu plus intéressante. Le quinoa présente l'intérêt de ne pas contenir de gluten, et il est également, pour certains, plus facile à digérer.

J'ai pu lire que dans le cadre d'un régime, il fallait éviter les haricots verts. C'est vrai ?

Mais ce n'est pas possible, tu continues à écouter tous les conseils stupides qui peuvent circuler sur le Web ! Si on compare les haricots verts à un certain nombre d'autres légumes, il est vrai qu'ils sont plus sucrés, puisqu'ils contiennent en moyenne cinq grammes de glucides pour 100 g. Mais cela reste bien un produit de régime, puisqu'il apporte à peine 37 calories pour 100 g, avec un taux de fibres intéressant à 3,5 g pour 100 g, ce qui améliore la digestion et favorise la lutte contre le diabète et le cholestérol. Ce genre de réflexion m'a toujours fait rire. Personne n'est capable de faire un régime à 100 % parfait : si l'on se met à comparer les aliments à la calorie près, c'est qu'on est devenu totalement obsessionnel, et de toute façon ce mode de fonctionnement ne tient pas dans le temps. Il y a toujours une petite part d'imprécision dans un régime, à plus ou moins 5 %, et cela même quand les gens suivent leur régime de façon très sérieuse. Donc ça n'a vraiment pas de sens de se prendre la tête pour des haricots verts, et de se les interdire pour ce type de raison !

Les petits pois frais, est-ce que je peux en manger ?

On peut considérer les petits pois comme des légumes, mais leur composition, plutôt farineuse, les rapproche sur le plan nutritionnel des féculents. Leur valeur calorique est de 80 calories pour 100 g, avec un taux de glucides de 10 g pour 100 g, ce qui les place en position intermédiaire entre les féculents et les légumes traditionnels. On peut donc en consommer, mais un peu moins que les légumes habituels et un peu plus régulièrement que les féculents. En période de régime, une ration de 100 g par repas est conseillée.

Les pâtes complètes, c'est mieux ?

Dans le cadre de régimes, oui, il est intéressant de consommer des pâtes complètes, sauf pour ceux qui souffrent de problèmes digestifs comme de ballonnements ou de flatulences. La teneur en fibres permet de limiter le passage des glucides dans le sang, ce qui diminue les graisses et de fait, la valeur calorique, puisqu'il existe une part des fibres qui ne sera pas du tout digérée.

J'ai toujours pensé que le sucre brun était meilleur pour la santé, comparé au sucre blanc. C'est une idée reçue ?

Le sucre brun est moins raffiné que le sucre blanc. Il contient ainsi plus de mélasse, ce qui lui donne une couleur plus foncée et un goût plus prononcé. On l'utilise en général dans les gâteaux, les compotes ou les yaourts. Les amateurs soulignent également qu'il contient plus de micro-nutriments que le sucre blanc, mais la proportion est tellement faible que cela n'a pas d'impact réel. Pour ses détracteurs en revanche, il serait moins bon pour la santé, dans la mesure où il pourrait contenir des pesticides volatils. La différence réside selon moi dans son usage et dans son goût, que l'on apprécie ou non.

Et le miel, qu'en penses-tu ?

Le miel est un mélange de différents sucres (fructose, glucose, saccharose, galactose) qui lui donnent un pouvoir sucrant au goût particulier, mais sans en diminuer pour autant la valeur calorique. On lui prête des propriétés antiseptiques et médicamenteuses, grâce à son effet visqueux sur une muqueuse inflammée en cas d'infection. Il est donc un produit très intéressant. La présence de fructose lui donne par ailleurs un pouvoir sucrant plus important, à quantités égales, que d'autres sucres, blanc ou brun. À mon avis, on peut le privilégier. Mais, je te connais, ce n'est pas parce que c'est un bon aliment que l'on a le droit de le prendre à volonté dans un régime ! On me demande souvent si on peut ajouter dans un yaourt du miel, du sirop d'agave ou du sirop d'érable. La réponse est non !... si l'on est au régime.

Que faire en cas de craquage complet ? Tu me connais et sais que cela peut m'arriver... Faut-il se restreindre totalement le lendemain ?

Les « craquages » sont, en général, soit la résultante d'une frustration trop importante, notamment dans le cadre des régimes, soit la conséquence d'un facteur d'ordre psychologique. On a tendance alors à s'accuser d'un manque de volonté, alors qu'en réalité il s'agit de la réaction à un problème. Une trop forte privation que l'on s'impose pour accélérer la perte de poids peut finir par engendrer un échec. D'où la nécessité de suivre un régime prudent et modéré. Le nouveau terme à la mode, le « rééquilibrage alimentaire », signifie cela.

Les protéines sont-elles les mêmes dans la viande et dans le poisson ?

Non, comme dans tous les aliments qui contiennent des protéines, chacune d'elles est différente. Elles possèdent toutes cependant de bonnes valeurs biologiques, c'est-à-dire qu'elles contiennent l'ensemble des acides aminés essentiels ou non essentiels. Qu'elles proviennent du poisson ou de la viande, elles remplissent les besoins de l'organisme. On peut ainsi se nourrir exclusivement de poisson ou bien de viande, et atteindre, en qualité et en quantité et selon le volume de l'aliment consommé, le bon ratio de protéines. En revanche, il faut veiller à bien choisir les nutriments qui les accompagnent. Par ailleurs, le poisson ne contient quasiment pas de matière grasse, en dehors des poissons gras, et la matière grasse présente dans ces derniers est de très bonne qualité. La viande, très souvent, en possède également mais de moins bonne qualité, et est moins intéressante pour le bon fonctionnement de l'organisme. C'est la raison pour laquelle on préfère en modérer la consommation.

Tu sais que j'adore le fromage, tous les fromages ! Lesquels s'autoriser quand on suit un régime ?

Répétons-le inlassablement : une bonne alimentation n'interdit aucun aliment. Lorsqu'un fromage est trop gras ou trop riche, il suffit d'en modérer la quantité ou de le manger plus rarement. Les fromages sont en général des produits gras contenant des matières grasses animales, c'est-à-dire plutôt riches en acides gras saturés, peu favorables pour une bonne santé cardio-vasculaire. En revanche, on peut y trouver de l'acide butyrique, utile pour le bon fonctionnement de notre système hormonal, notamment, ainsi que pour une bonne transmission neuronale, autant pour le cerveau que pour le muscle. On préférera des fromages possédant une valeur calorique moyenne, comme le camembert, le chèvre, la fêta, la mozzarella, ou ceux en contenant une très faible, comme la cancoillotte. Certaines préparations fromagères, se situant à la limite de l'appellation fromage, comme le Babybel®, La Vache qui rit®, le cottage cheese, ou encore certaines pâtes à tartiner sont intéressantes dans le cadre d'un régime équilibré. Cela ne signifie pas qu'on n'a pas le droit de manger du fromage plus gras, mais il faudra faire attention à la portion et à la fréquence de consommation. La dose recommandée est de 50 g par jour, sauf si c'est pour remplacer les protéines : dans ce cas, il est possible d'en consommer de 75 à 100 g.

Toute une polémique a éclaté autour du roquefort. Est-ce un fromage gras ?

C'est surtout qu'il a été scandaleux de voir ce délicieux fromage être beaucoup moins bien classé (E) par le Nutriscore que les bonbons.

Oui, le roquefort est un produit gras puisqu'il contient environ 390 calories pour 100 g, avec un taux de lipides à 34 % constitué surtout d'acide gras saturés, que l'on évite en général pour traiter les problèmes d'excès de lipides dans le sang et pour protéger le système cardio-vasculaire. En revanche, il présente un avantage énorme : les moisissures. Consommables, elles présentent l'intérêt de nourrir le microbiote et compensent donc largement l'excès de graisse. Comme tous les fromages, il apporte des protéines et du calcium. Pour les amateurs, son goût est délicieux et il est un symbole de notre culture fromagère nationale. On essaie de ne pas dépasser 25 g par repas et l'erreur, surtout, c'est d'ajouter du beurre pour adoucir le goût. Cela plombe vraiment le produit !

Camembert ou emmental ?

Comme tous les fromages, le camembert et l'emmental sont des produits issus du lait, contenant donc les propriétés de celui-ci. La différence réside au niveau de la densité. Le camembert est plus moelleux et contient plus d'eau que l'emmental. Les méthodes de fabrication sont différentes, mais ne donnent ni avantage ni inconvénient à l'un ou à l'autre. Le camembert est trois fois plus salé que son concurrent, mais contient 280 calories pour 100 g contre 380 pour l'emmental. On le préfèrera donc, sauf si, pour une question de goût, c'est son complice que l'on choisit. Une bonne ration de camembert, c'est 50 g, contre 30 g pour l'emmental.

Mozzarella ou burrata ?

Contrairement à une idée reçue, la burrata est, certes, un fromage un peu plus calorique que la mozzarella, mais vraiment à peine. On compte environ 250 calories pour 100 g dans ce fromage à pâte fraîche, qui ressemble extérieurement à la mozzarella mais qui possède un cœur crémeux. C'est d'ailleurs ce qui explique la petite différence de calories entre l'un et l'autre : il y a dans la burrata un peu plus de crème. La mozzarella contient 230 calories pour 100 g et 18 % de matière grasse, au lieu des 21 % de sa sœur, la burrata. C'est un produit trompeur car il contient environ

60 à 65 % d'eau, beaucoup plus que d'autres fromages : on a du coup tendance à en manger en quantité plus importante (54 % d'eau dans le camembert, 40 % dans l'emmental).

Pour faire gratiner, je peux ajouter du fromage râpé sur mes endives au jambon ?

J'ai failli te répondre que, comme à l'accoutumée, tu souhaitais toujours ajouter un petit ingrédient dans ton plat pour l'améliorer, mais au temps pour moi ! Tu as raison, c'est la vraie recette des endives au jambon. Toutefois, chaque ingrédient que l'on ajoute sur un aliment ou dans un plat se comptabilise, comme le reste de l'alimentation. Ce n'est pas parce qu'on râpe du fromage et qu'on a l'impression d'en manger peu que l'on ne rajoute pas un supplément de graisse et de calories. Le gruyère fait partie des fromages les plus caloriques de notre alimentation, avec 420 calories pour 100 g et 35 % de lipides. En ajouter 50 g revient à enrichir le plat en autant d'énergie et de matière grasse. Une possibilité, c'est de considérer que cette dose de gruyère remplacera la protéine que l'on est censé absorber pendant le repas et à ce moment-là, de la consommer comme tel. Le gratin se suffira alors à lui-même et il ne faudra ajouter aucune autre protéine durant le repas.

Tu intègres de La Vache qui rit® dans tes menus. Ça m'étonne !

Ta question nous démontre qu'il faut vraiment apprendre à lire les étiquettes et la composition des produits de supermarché. Oui, j'autorise parfaitement La Vache qui rit®. Dans le cadre de tous les régimes, il est préférable de consommer des produits laitiers ; ils nous sont utiles pour compléter les rations de protéines et apporter suffisamment de calcium à l'organisme. Les fromages font partie de cette famille, tout comme ce que l'on appelle les préparations fromagères, qui ne sont pas fabriquées de manière artisanale mais qui contiennent bien du lait. En l'occurrence, La Vache qui rit® est un produit fait à partir de lait écrémé, de beurre, de certains fromages et de protéines de lait. Bien sûr, on peut considérer qu'il s'agit d'un produit transformé, mais il n'empêche qu'il est rentré dans les habitudes alimentaires françaises. À ce titre, on peut en conseiller aux amateurs, d'autant que la valeur calorique de ce produit est très faible : 147 calories pour 100 g, avec seulement 7 % de matière grasse.

Il y a des moments très déprimants en cours de régime durant lesquels le poids stagne. Pourquoi ?

Il est très rare dans un régime qu'il n'y ait pas de phase de stagnation. Le corps, en cas de privation, a la propriété de secréter une hormone, la Reverse T3, qui est en quelque sorte une anti-hormone thyroïdienne, qui freine la dépense d'énergie et empêche donc de maigrir. Les trois compartiments que sont la graisse, le muscle et l'eau n'évoluent pas de façon identique dans le temps. On peut, par exemple, perdre de la graisse mais retenir de l'eau, ce qui empêche de voir la perte de poids.

Dans nos vies, on tente d'équilibrer nos plaisirs : quand on est au régime, on diminue l'intensité du plaisir de manger. Mais ce phénomène est compensé par le plaisir de maigrir et les modifications de la silhouette que cela entraîne. Cela peut rétablir à peu près l'équilibre des plaisirs, mais il reste fragile. Si la perte de poids n'est pas au rendez-vous et que la silhouette ne se modifie pas, ne reste plus que la frustration, et cela peut entraîner une forme de mélancolie, souvent à l'origine de l'abandon des régimes.

Existe-t-il des aliments qui brûlent les calories ? Info ou intox ?

Le marketing de l'obésité n'a pas de limite. Depuis quelque temps, j'entends parler des calories négatives. Sur le plan scientifique, cette notion désigne l'énergie qui est dépensée par la digestion, et qui diminue donc la valeur calorique des aliments. Rien de plus. C'est valable, par exemple, pour les protéines dont le rendement énergétique ne se situe pas à quatre calories par gramme, mais un peu en dessous, en raison des mécanismes nécessaires pour leur digestion. Cela ne signifie absolument pas que les protéines, ni n'importe quel autre aliment, brûlent les calories. C'est une intox.

Comment faire baisser le cholestérol et augmenter le bon cholestérol ?

Pour faire baisser le cholestérol, il faut d'abord ne pas être en surpoids, et donc faire un régime si c'est le cas, pour maigrir et gérer la prise alimentaire de façon à limiter le plus possible la consommation du cholestérol contenue dans les aliments. On limite alors, en général, toutes les matières grasses d'origine animale, et tout ce qui peut cacher du cholestérol, comme les plats préparés, la nourriture prise au restaurant ou ce que l'on peut manger dans les fast-food. Mais cela ne suffit pas toujours, car notre corps a la propriété de fabriquer lui-même le cholestérol, notamment dans le cas d'une origine génétique familiale. La pratique d'une activité physique régulière, associée à une forte consommation de légumes semble avoir un effet sur la baisse du cholestérol. Il a beaucoup été question de la consommation des oléagineux ou des noix pour faire baisser le cholestérol, mais la prise calorique que cela entraîne semble contre-productive, et je ne suis pas convaincu de la validité scientifique de ces études. On peut également consommer des produits qui contiennent des stérols végétaux, comme certaines margarines, qui diminuent, même de façon modeste, le taux de cholestérol dans le sang. En revanche, augmenter le bon cholestérol est plus compliqué. Le seul aliment qui ait démontré, de façon surprenante, son efficacité, c'est la consommation régulière d'un verre de vin par jour. Mais il est délicat de le recommander.

Le chocolat à plus de 80 %, c'est meilleur pour la santé et dans le cadre d'un régime ?

Non, c'est faux de dire cela. Concernant les calories, il y a très peu de différence entre le chocolat à plus de 80 % et les autres. Au niveau de la santé, on considère que le chocolat au lait diminuerait l'impact des antioxydants contenus dans le cacao. Mais la quantité que l'on consomme est en général trop peu importante pour que cela soit vraiment significatif. Le seul argument qui pèse avec la politique actuelle du tout sans sucre, c'est que le chocolat à 80 % contient, c'est vrai, moins de sucre que les autres. Mais encore une fois, il faudrait en consommer une quantité importante pour sentir une réelle différence.

Comment gérer les envies de sucre ?

Ça, c'est vraiment la question qui tue. On me la pose tout le temps ! Je vais tenter de te répondre.

Le plus important, c'est de savoir ce qui génère l'envie du sucre. Il y a deux possibilités : l'envie d'ordre psychologique, ou l'envie d'ordre biologique, liée à une chute du sucre dans le sang.

Dans le premier cas, on recherche le sucre pour anesthésier sa pensée ou pour s'offrir une sensation de plaisir que provoque, de façon naturelle, le sucre, par le jeu des hormones cérébrales. Une solution pour traiter le problème peut être de substituer le geste de consommer du sucre par un autre. Tout peut être imaginable : sortir, se promener, téléphoner, prendre une douche, faire un peu de gymnastique… Tout ce qui marchera est bon à prendre. Contrairement à ce que l'on a cru, le sucre n'est pas réellement une addiction, nous l'avons découvert récemment. Plus précisément, ce serait plutôt une addiction psychologique, et non chimique, contrairement aux vraies drogues. Une autre solution pour combattre cette envie de sucre peut être de tricher avec son corps, en lui donnant du sucre mais accompagné de fibres, un fruit par exemple ; on peut aussi envisager des bonbons ou des sucettes sans sucre et peut-être, dans certains cas, absorber des granions de chrome, qui semblent fonctionner chez certains par un effet placebo. Dans le cas d'une envie de sucre par chute de la substance dans le sang, on s'en rend compte parce que le phénomène s'accompagne de manifestations physiques comme une sensation de fatigue, une baisse de forme, parfois quelques sueurs sur le front ou bien des nausées. Il faut alors agir rapidement, et prendre du sucre. L'idéal est alors de le consommer non pas sous forme de sucre simple, mais sous forme de sucre lent, dans du pain, des biscottes, parfois même un biscuit accompagné d'un verre d'eau, et non d'un jus de fruits. La consommation de sucre rapide entraînerait la répétition du phénomène quelque temps plus tard.

Les produits allégés, tu continues à les conseiller ?

Théoriquement, ces produits fonctionnent, puisqu'ils contiennent bien moins de calories et que cette diminution concerne en général les graisses et les sucres, ce qui nous intéresse fortement au cours d'un régime. En revanche, bien souvent, l'impact sur le goût est très important, ce qui entraîne une baisse de l'impression de rassasiement psychologique et un décalage par rapport à nos habitudes de consommation. On n'éprouve ni les mêmes sensations ni le même plaisir avec un camembert allégé qu'avec un camembert naturel et en trompant l'organisme, on peut favoriser, pour compenser cette frustration ressentie, l'augmentation d'autres aliments. Petit point de vigilance donc.

Le régime sans sucre, qu'en penses-tu ? On maigrit plus vite ?

Depuis plus de vingt ans, on sait qu'un régime qui contient moins de 40 g de glucides par jour fait perdre plus de poids, plus rapidement que tout autre régime. Par contre, cela se fait au détriment du corps, qui va devoir puiser dans ses réserves pour trouver le sucre indispensable à son fonctionnement. L'autre effet négatif, c'est la compensation qui peut se produire une fois ce type de régime terminé, pour pallier la frustration qui a été ressentie et qui peut entraîner une surconsommation qui provoquera la reprise de poids. Ce sont de surcroît des régimes dangereux, car pour atteindre un niveau calorique suffisant, il faudra consommer plus de protéines et plus de graisses. Or, trop de protéines peuvent poser un problème au niveau rénal en abîmant le tissu du rein, et conduire à terme à une insuffisance rénale ou à l'apparition de calculs. L'augmentation des graisses favorise l'apparition du cholestérol et des triglycérides, dangereux pour la santé cardio-vasculaire. C'est typique de l'apparition d'un syndrome métabolique.

À quoi servent les compléments alimentaires ?

Je vais t'expliquer tout ça. Ce sont des denrées alimentaires dont le but est de compléter un régime normal et qui constituent une source concentrée de nutriments ou d'autres substances, ayant un effet nutritionnel ou physiologique seuls ou combinés. Le complément alimentaire n'est pas un médicament, il ne peut donc revendiquer un quelconque effet thérapeutique. Les déficits d'apport, et *a fortiori* les carences en nutriments sont en réalité très rares dans la population générale et ne concernent que la vitamine D. Cependant, ces observations sont faites sur une alimentation « normale ». Nous avons ces dernières décennies fortement modifié notre modèle alimentaire et il n'est pas impossible que nous ne consommions plus suffisamment tous les nutriments nécessaires à l'organisme. Certains symptômes simples permettent de s'en rendre compte, et l'usage de ces compléments devient alors utile pour éviter de prendre des médicaments. S'il n'y a pas d'abus, il n'y a pas beaucoup de danger à en consommer. En cas de doute, il suffit de faire une analyse de sang pour s'assurer de la pertinence d'une prise de l'un d'entre eux. Une paupière qui saute peut être l'indicateur d'un déficit en magnésium, des difficultés à dormir peuvent se régler avec un peu de mélatonine, des ongles qui cassent, se réparer avec un peu d'acides aminés soufrés. Bien sûr, on pourrait régler tout cela avec certains aliments, mais ce serait un exercice fastidieux et difficile pour certains d'entre nous.

Et les probiotiques ? Beaucoup de gens en prennent pour maigrir, tu penses que c'est raisonnable ?

Je vais te confier une vérité : tous les fabricants de médicaments ou de compléments alimentaires savent que lorsqu'on propose un produit pour maigrir, on est à peu près sûr d'en vendre beaucoup, même si ça ne marche pas. Ce n'est pas que les probiotiques ne fonctionnent pas, je n'en sais rien pour le moment, mais en tout cas ce dont je suis certain, c'est que le marketing, lui, fonctionne. En revanche, ce que l'on peut noter, c'est qu'ils sont sûrement utiles pour lutter contre certains troubles digestifs, comme la constipation ou des ballonnements.

Les fameux probiotiques sont ces bons microbes (bactéries ou levures), au nombre de 1 000 milliards, qui forment un ensemble que l'on appelle le microbiote. On considère ce dernier comme un véritable organe, tant les fonctions physiologiques du microbiote sont importantes pour la santé : 80 % de notre immunité a pour origine notre tube digestif, dont l'équilibre dépend directement de ce que nous mangeons.

Il existe des probiotiques naturels que l'on trouve dans les aliments fermentés : kéfir, kombucha, yaourts, choucroute crue, légumes fermentés, bière, fromage, levure de bière, pain au levain... ainsi que ceux formés par tous les aliments riches en fibres, notamment les légumes. Mais on peut en trouver désormais en pharmacie, l'un des probiotiques les plus anciens étant tout simplement l'ultra-levure. Ils se distinguent les uns des autres par le nombre de souches que l'on trouve à l'intérieur et les différentes variétés. Pour le moment, leur usage reste empirique car nous ne maîtrisons pas tous les effets.

Le microbiote, c'est quoi ? A-t-il un impact sur l'amaigrissement ?

Ce qu'on appelle le microbiote, c'est la flore contenue dans notre intestin essentiellement, mais aussi dans d'autres organes, comme la peau, la sphère ORL, les poumons, les organes génitaux, et qui est composée de micro-organismes, c'est-à-dire de levure, de bactéries surtout (90 %), de virus, de champignons...

Cet univers, contrairement à ce que la présence de bactéries et de virus, pourrait nous faire penser, est un organe qui peut être responsable de certaines maladies, mais qui peut également favoriser la guérison de certaines autres. On le soupçonne d'intervenir dans de nombreuses maladies graves, comme certains cancers, la sclérose en plaques, Parkinson... Et on cherche actuellement comment le modifier pour pouvoir guérir ou améliorer un état de santé pathologique.

Pourquoi a-t-on du cholestérol ?

Tout d'abord, rappelons qu'on ne peut pas vivre sans cholestérol. Il est impliqué dans la fabrication des hormones sexuelles, des corticoïdes, et de la vitamine D. Il est l'un des constituants essentiels des membranes de nos cellules. L'organisme en fabrique seul environ 1,2 g par jour, tandis que nous en consommons près de 800 milligrammes. Dans notre corps, il existe, pour schématiser, des « camions » qui transportent notre cholestérol, depuis le foie, où il est fabriqué à partir des aliments essentiellement gras, et où se stocke celui que nous mangeons, jusqu'aux cellules de l'organisme qui en ont besoin. Ce transporteur s'appelle LDL ; d'autres camions, des « éboueurs », en quelque sorte, vont venir chercher le cholestérol en trop dans les cellules ; on appelle ces derniers HDL, ou « bon cholestérol », et ceux sont eux qui vont éliminer le cholestérol dans le foie, puis dans la bile et dans les selles. Dès lors, il peut y avoir des embouteillages, des erreurs de livraison, et surtout trop de cholestérol dont le corps ne sait que faire, et qui le déposera dans les artères.

On peut avoir trop de cholestérol à cause de notre alimentation, mais aussi à cause d'un mauvais fonctionnement du foie, également pour des raisons génétiques, quand nous ne disposons pas du matériel pour l'éliminer. Il n'est pas toujours utile de suivre un régime dans le cas d'une origine génétique, en revanche la prise de médicaments sera nécessaire. À condition toutefois d'être sûr de bien traiter le mauvais cholestérol.

Y a-t-il une différence entre les légumes cuits et les légumes crus ?

L'avantage des légumes crus, c'est qu'ils conservent tous les nutriments contenus à l'intérieur. L'inconvénient, c'est la plus délicate digestion des fibres, plus difficile que lorsqu'on cuit le légume ou qu'on le consomme en purée. On considère que la perte nutritionnelle provoquée par l'exposition du légume à la chaleur atteint environ 50 % des nutriments, de la même façon qu'une exposition trop longue à l'air. Quand on consomme des légumes cuits, on perd une partie des vitamines, mais cette perte reste faible et ne justifie pas que l'on privilégie exclusivement les légumes crus. Car les légumes crus subissent également une oxydation à l'air qui diminue la teneur en vitamines. Les légumes cuits présentent l'avantage d'une meilleure digestion. Ils conservent également leur quantité de fibres, ce qui n'est pas le cas des légumes réduits en purée. Voilà pourquoi, dans un régime, il importe de consommer les deux. Les purées sont réservées en général à des personnes ayant des intestins plus fragiles, car la fibre est en quelque sorte prédigérée : elle est avantageuse pour une bonne digestion ainsi que pour la préservation de la flore intestinale.

Les instructions officielles conseillent une consommation minimale de 400 g de fruits et légumes par jour, et il est également préconisé de les varier : entre trois et cinq.

Que penses-tu des produits fermentés ?

Les produits fermentés sont intéressants et nous en consommons d'ailleurs sans nous en rendre compte, lorsque nous mangeons par exemple des cornichons, de la choucroute, du fromage ou encore des yaourts. Ils permettent de nourrir la flore intestinale, le microbiote, dont on entend beaucoup parler depuis plusieurs années. Il existe des variantes exotiques comme le kimchi, qui est une spécialité coréenne fabriquée à partir de légumes fermentés, ou encore le kombucha qui est une variante liquide, un jus issu de la fermentation de fruits et de légumes. N'oublions pas le lait fermenté, tout aussi intéressant, ainsi que la bière, qui existent depuis longtemps ! Il est important de consommer un minimum de produits fermentés chaque semaine : manger deux yaourts par jour, par exemple, suffit.

Il y a un intérêt à prendre de la crème fraîche à 15 % ?

On pourrait faire une réponse de normand, sans jeu de mots, en répondant oui et non. Les crèmes fraîches à 15 % sont simplement une dilution d'une crème fraîche traditionnelle, soit par une adjonction d'un peu d'eau, soit par des épaississants, qui vont créer une consistance plus ferme à un produit liquide. Les deux sont souvent présents. Malheureusement, à la cuisson si c'est de l'eau, elle s'évaporera, et si on a utilisé un épaississant, nous n'obtiendrons jamais le goût traditionnel. C'est donc un produit qui peut rassurer les gens qui ne souhaitent pas se priver de crème fraîche, mais qui en réalité n'a pas un grand intérêt. L'idéal restant de continuer à consommer une crème fraîche traditionnelle en étant capable d'en limiter les portions.

Un poisson gras, c'est toujours mieux que de la viande ?

Les poissons gras présentent l'intérêt de ne contenir que des graisses de bonne qualité. Pour cette raison, ils sont préférables à la viande. Sur le plan des calories, il faut quand même y faire attention car du fait de leur teneur en graisse, les valeurs se rapprochent de celles de la viande. On peut les préférer, tout en veillant à contrôler les rations.

Le saumon fumé peut-il faire partie d'un régime ?

Eh oui ! Le saumon fumé n'est rien d'autre que du saumon qui a été desséché par l'action du sel, ce dernier provoquant l'évaporation de l'eau. On peut manger du saumon au cours d'un régime, on peut donc également consommer du saumon fumé. Il faut en général retirer 15 % du poids du poisson frais pour obtenir la même valeur calorique. Attention, c'est un produit salé, qui peut donner une fausse impression de prise de poids le lendemain à cause de la rétention d'eau qu'il peut provoquer. Si tu décides de le consommer pendant un régime, évite évidemment la crème fraîche et le beurre, et accompagne-le d'un toast plutôt que de blinis.

Le thon, c'est bon ?

Qu'il soit frais ou en conserve, le thon est un bon produit que l'on peut consommer en cours de régime. Il fait partie des poissons gras, il est donc intéressant pour son apport en oméga 3 et il a un pouvoir rassasiant très fort à cause de la densité de sa chair. Quand on l'achète en conserve, il faut simplement se méfier de l'huile dans laquelle il baigne, qui modifie considérablement la valeur calorique du produit. À noter également qu'il est un peu moins gras que le saumon, et qu'il se déguste facilement, aussi bien en salade qu'en plat unique.

La viande, c'est quelle portion ?

Il faut distinguer les viandes rouges des viandes blanches. Pour les viandes rouges désormais, la consigne est de ne pas dépasser 500 g par semaine ; il n'y a pas de consignes spécifiques pour les viandes blanches en dehors du fait qu'il reste recommandé, aujourd'hui, de diminuer la quantité de protéines consommée, et donc la quantité de viande. La viande apporte en moyenne entre 18 et 25 % de protéines, c'est-à-dire entre 18 g et 25 g pour 100 g. Une portion de 150 g de viande blanche par jour ne pose aucun problème. Concernant les viandes rouges en revanche, il faut se limiter à 150 g, 3 fois par semaine. En réalité, je n'aime pas trop ces injonctions nutritionnelles. J'ai été marqué par des confrères américains qui considèrent que s'il est nécessaire de restreindre sa consommation de viande, il n'est pour autant pas efficace de le faire en s'imposant des quantités au gramme près.

Le tartare au restaurant, c'est oui ou c'est non ?

Le tartare, qu'il soit de viande ou de poisson, jouit d'une fausse bonne réputation. Le tartare de poisson est en général assaisonné avec de l'huile ; le tartare de viande peut se préparer avec un jaune d'œuf cru... mais certains restaurateurs se sentent parfois obligés de le mélanger avec de la mayonnaise. Il peut se consommer, mais dans ce cas il doit rester le plat principal du repas, et être accompagné d'une simple salade, ainsi que d'un dessert modeste en calories.

Je n'aime pas les légumes... Comment faire ?

C'est la grande obsession de la population ! Vouloir absolument manger des légumes, et en particulier en cas de régime. Rappelons la consigne nutritionnelle officielle, qui recommande de consommer 400 g de fruits et légumes par jour en essayant de les varier, les chiffres de trois à cinq étant suggérés. Ainsi, on pourrait ne jamais manger de légumes, mais ne consommer que des fruits à condition de les varier.

Nous avons l'habitude de préparer les légumes à l'anglaise, c'est-à-dire cuits à l'eau. Ce n'est pas le mode de préparation le plus appétissant ; on peut les rendre plus agréables en optant pour d'autres manières de faire :

- la découpe en petits cubes, en brunoise, en lamelle, en carpaccio…
- le mode de cuisson : au four, à la poêle, à la vapeur, au barbecue…
- la préparation : crus, cuits, en purée, en potage...
- la température : froid ou chaud
- en les associant, avec une viande ou un poisson au four, dans des pâtes, du riz, des gratins…
- en les assaisonnant : herbes, épices, sauce tomate, vinaigre balsamique, vinaigrette et même ketchup, contrairement à l'usage habituel.

C'est en expérimentant ces différents modes de préparation que l'on parvient à trouver et à cuisiner les légumes que l'on aime, pour finalement en consommer davantage. Chacun ses goûts, et de toute façon, il n'y a rien de grave à consommer toujours les mêmes légumes.

Que faire en cas de fringale ? Ne me réponds pas de boire un verre d'eau !

C'est d'accord, ne t'énerve pas. Je vais te donner un véritable mode d'emploi tel que je le fais auprès de mes patients.

1. Mange un œuf dur, car ses protéines coagulées à la cuisson sont longues à digérer. Tu peux également prendre des tranches de jambon de volaille ; particulièrement riches en protéines, elles augmenteront la sensation de satiété.

2. Prends un fromage blanc ou un skyr : également riches en protéines, ils favoriseront l'effet satiétogène.
3. Durant tes repas, mange des produits complets : ils contiennent plus de fibres et ont donc un effet rassasiant plus important.
4. Ne zappe pas les légumes et les fruits, même si tu as le sentiment de ne plus avoir faim.
5. Prépare-toi une tisane ou un thé vert. Essaie les tisanes de chocolat ! Pas mal pour les accros au chocolat. Tu peux y ajouter un peu d'agar-agar pour créer une boisson rassasiante, idéale pour calmer une fringale : 1 g d'agar agar en poudre pour 1/4 de litre d'eau, à porter à ébullition.
6. Essaie d'avoir une alimentation équilibrée tout au long de la journée, car c'est en mangeant peu ou pas équilibré qu'on risque des fringales.
7. Tu peux boire une soupe de légumes, peu importe l'heure : elle occupe du volume dans l'estomac. Consomme-la avec des petits morceaux à l'intérieur, cela t'aidera à calmer une fringale.
8. Évite de sauter des repas.
9. Fais un peu plus de sport : la sécrétion d'endorphine, l'hormone du bien-être, diminue l'appétit.
10. Croque dans une pomme ! Les pectines qu'elle contient forment une espèce de gel dans l'estomac, à l'origine de la sensation de satiété.
11. Brosse-toi les dents avec un dentifrice mentholé.
12. N'achète pas de produits tentants hypercaloriques, ou bien mets-les tout au fond du placard de la cuisine...

13. Évite les aliments industriels qui contiennent l'additif « glutamate de sodium », car c'est un stimulateur d'appétit.

14. Rajoute du son d'avoine, du son de blé ou du son de seigle dans tes salades ou tes laitages. Leur richesse en fibres solubles a la capacité d'absorber jusqu'à 30 fois leur volume en eau, formant un important volume dans l'estomac.

De tous ces petits trucs, il y en aura forcément un ou deux qui marcheront... À toi de trouver lequel !

Pourquoi on contre-indique le pamplemousse dans les régimes en cas de prise de médicaments ?

Le pamplemousse contient certaines substances qui peuvent interférer avec la manière dont l'organisme assimile et transforme, par métabolisme, certains médicaments. Cette interférence entraîne une augmentation de la quantité de médicaments libérée dans la circulation sanguine, ce qui peut causer des réactions indésirables graves, parfois mortelles. Elle peut aussi parfois, mais moins fréquemment, en diminuer les effets.

Une quantité aussi minime qu'un verre de jus de pamplemousse (250 ml) peut entraîner une hausse de la concentration de médicament dans le sang, et les effets peuvent persister durant trois jours ou davantage. Même si l'on boit le jus le matin et que l'on ne prend son médicament qu'avant l'heure du coucher, la concentration de médicament dans le sang peut être modifiée. Les effets varient selon les personnes, les médicaments et le mode de préparation du jus de pamplemousse. En conséquence, l'augmentation de la concentration de médicament dans le sang est imprévisible, et les effets peuvent être parfois graves.

Le soja est-il recommandé dans les régimes, et peut-on en prendre au moment de la ménopause ou en cas de prise d'hormones féminines ?

À ce jour, les données sur le soja ne sont pas encore parfaitement au point. Le soja bénéficie d'une réputation positive en raison de sa forte teneur en protéines et de son utilisation privilégiée chez les végétariens et les végétaliens. Le débat porte sur le danger de sa consommation excessive, en raison de la présence d'antioxydants, les isoflavones, et de phytoœstrogènes, qui sont des analogues aux œstrogènes. Sur le plan positif, une étude a indiqué qu'une supplémentation en soja pourrait diminuer de moitié l'incidence des bouffées de chaleur chez la femme ménopausée. Mais cet effet ne semble pas systématique. À l'inverse, on considère qu'une consommation trop importante pourrait favoriser l'apparition ou la croissance de tumeurs cancéreuses. Les effets négatifs sont observés sur des quantités consommées importantes. Il est donc préférable d'éviter le soja en cas de prise d'hormones féminines, ou en tout cas d'en modérer la quantité. Une consommation, 2 à 3 fois par semaine de 200 g de produits frais ou de 100 g de tofu semble raisonnable et sans danger.

Quel est le rôle des hormones dans l'amaigrissement ?

Les hormones thyroïdiennes n'ont pas ou peu d'effet sur les prises de poids, si et seulement si le traitement est correctement ajusté par rapport à la maladie. La cortisone, en revanche, s'accompagne systématiquement d'une prise de poids. Elle entraîne une augmentation de la rétention d'eau et de sel ainsi qu'une hausse de l'appétit proportionnelle à la dose qui a été consommée. De plus, c'est une hormone anabolisante qui favorise la consommation d'aliments. C'est probablement la plus difficile à gérer. La plupart des autres hormones ont quasiment le même effet. Quand on a obligation de prendre des hormones pour se soigner, il suffit soit d'attendre la fin du traitement pour démarrer le régime, soit d'adapter un régime particulier. Pour les hormones féminines, je suppose que ta question arrive.

La pilule ou encore le THS (traitement hormonal substitutif) empêchent-ils de maigrir ?

Ce n'est pas systématique, mais plusieurs marques de pilule et certains traitements hormonaux substitutifs ont pour défaut d'entraîner des prises de poids. Il y a plusieurs raisons à cela. D'abord, ces traitements favorisent ce que l'on appelle l'anabolisme, c'est-à-dire augmentent la capacité de l'organisme à stocker les aliments. Ensuite, ils entraînent fréquemment une petite rétention d'eau et de sel. Dans ces cas-là, on essaie de limiter l'appétit en augmentant la quantité de protéines consommées, et on diminue considérablement le sel en essayant de pratiquer une activité physique régulière. C'est la seule solution pour s'en sortir.

Le corps, bien souvent, s'épaissit à la ménopause. Pourquoi ?

À la ménopause, il y a un tarissement des hormones féminines qui entraîne une perte de la masse musculaire, au profit d'une augmentation de la masse grasse. Cette graisse se trouve en périphérie car elle ne provient pas d'une augmentation de l'alimentation. Elle donne le sentiment d'avoir un épaississement sous la peau et ne peut se combattre qu'avec une alimentation rigoureuse et un exercice physique appliqué. Sur le plan morphologique se produit une remontée de la graisse des cuisses et des fesses vers le ventre, qui donne cette apparence de petit coussin sous le nombril et que l'on peut traiter facilement avec une petite intervention chirurgicale.

Les antidépresseurs empêchent-ils de maigrir ?

La réponse est oui, pour la plupart d'entre eux, et pour deux raisons. Les antidépresseurs augmentent la sédentarité, ainsi que l'appétit. Cependant certains, comme le Prozac, et d'une façon générale les récepteurs de la sérotonine, peuvent parfois, au contraire, couper l'appétit et être utiles en cas de compulsion alimentaire, surtout quand il s'agit d'un phénomène obsessionnel.

À force de manger des légumes, j'ai l'impression d'avoir le ventre gonflé. C'est normal ?

Savais-tu que 30 % des Français ont des problèmes digestifs ? Les ballonnements sont la conséquence d'un excès de gaz dans l'intestin. C'est souvent au cours d'une consommation importante de fibres que la cellule intestinale irritée produit un gaz qui se stocke à l'intérieur du tube digestif, provoque une dilatation et ainsi la sensation de ballonnements. Durant un régime, il est important, et on le néglige trop souvent, de veiller à ne pas souffrir de constipation car, par une fermentation excessive, cela entraîne des ballonnements. Pour prévenir ou lutter contre la constipation, on peut utiliser des moyens naturels, comme boire un grand verre d'eau glacé le matin, se présenter à la selle à heure fixe et régulière ou encore boire suffisamment, c'est-à-dire 1,5 litre à 2 litres d'eau par jour. Il est aussi possible d'utiliser des gels ou des laxatifs doux, que l'on peut se procurer en pharmacie. En cas de ballonnements excessifs, il est recommandé de consommer les légumes sous forme de velouté, de potage ou de purée pour limiter l'impact des fibres, ainsi que des fruits. Il serait difficile, au cours d'un régime, de suivre une alimentation sans résidus, qui comprendrait uniquement des produits céréaliers : effectivement, il y aurait peu de fibres, mais on se priverait des nutriments que nous apportent les végétaux. Pour pallier cet inconfort, quelques conseils : faire griller le pain, éviter les confitures qui contiennent des petits grains et leur préférer des gelées ; supprimer toutes les matières grasses cuites ainsi que les fritures. Il est également préférable de peler et d'épépiner les légumes et les fruits avant leur consommation.

Pourquoi je ne maigris plus alors que je continue à faire correctement mon régime ?

L'efficacité d'un régime dépend de l'équation négative entre la dépense d'énergie et la consommation d'énergie. Au cours d'un amaigrissement, la perte de poids entraîne nécessairement une diminution de la dépense d'énergie, puisque notre corps véhicule moins de poids. En conservant le même niveau de consommation alimentaire et donc de consommation d'énergie, la perte de poids sera donc plus faible, mais elle peut aussi stagner. On peut cependant relancer cette perte de poids, soit en diminuant légèrement la valeur calorique du régime, sans aller trop loin, soit, et ce sera plus efficace et plus utile sur le long terme, en augmentant l'activité physique.

Il existe deux erreurs fréquentes : la première, c'est la distraction à l'égard du régime, qui s'observe quelque temps après le démarrage : on contrôle moins bien le poids des aliments, on surveille moins les assaisonnements, on s'autorise plus facilement un grignotage ou un écart, etc.

La seconde, plus insolite, concerne votre balance de pesée... qui peut être déréglée. Pensez-y !

Enfin, il ne faut pas oublier que le corps contient trois éléments qui ont une incidence sur le poids : la graisse, le muscle, et l'eau. Ces trois éléments ne fonctionnent pas de façon identique et simultanée : on peut perdre de la graisse mais gagner de l'eau ou du muscle, et ainsi ne pas voir les modifications sur la balance. À l'inverse, on peut se réjouir d'une perte de poids rapide, mais qui peut être la conséquence d'une fuite d'eau sans impact sur la perte de graisse, ce qui ne correspond pas à un bon amaigrissement. C'est dans ce genre de situation que les mesures du tour de taille ou de cuisse peuvent être intéressantes. On peut observer une baisse des mensurations sans baisse de poids. La silhouette a changé, mais pas le poids, et c'est tout ce qui nous intéresse. Voilà pourquoi, dans les régimes, il faut de la patience, de la persévérance et parfois un peu d'indulgence.

Est-ce important de manger à heures fixes et de faire trois repas par jour ?

Comme l'histoire de l'alimentation des Français nous l'a montré, la répartition des repas dans une journée ainsi que leur horaire correspondent à une organisation d'ordre purement social et sociétal, et cette répartition n'a pas d'incidence sur le fonctionnement de notre organisme. Ainsi, nous pouvons consommer deux, trois ou quatre repas par jour sans que cela influe sur le rythme de la perte de poids ni sur notre bonne forme. L'idéal serait de pouvoir manger chaque fois que nous ressentons la sensation de faim, mais nous sommes souvent bloqués par les horaires de cantine, des restaurants ou des habitudes familiales. De la même façon, la répartition des aliments dans une journée est une affaire personnelle. On peut donc répartir à sa guise les repas et les aliments dans une journée, sans que cela nuise à un régime ou à notre santé.

Parfois, je ne ressens pas la faim, mais je mange quand même.

C'est très frustrant de ressentir cette pulsion de manger alors qu'on a pris la décision de contrôler son alimentation. Ça crée cette impression de ne pas avoir de volonté, et ça participe à diminuer l'estime de soi. Ce serait comme le mauvais élève qui n'arrive pas à faire ses devoirs et c'est terrible, car on finit par culpabiliser. On appelle cela des compulsions alimentaires dans le jargon, et le phénomène s'expliquerait par plusieurs raisons : l'ennui, qui peut entraîner une envie de manger parce que c'est une occupation comme les autres et facile à réaliser, lorsque l'on se trouve près de sa cuisine ou que de la nourriture se cache dans le tiroir de son bureau. La peur du vide ensuite, que l'on va tenter de calmer en se remplissant, en bref, un phénomène de transfert psychologique. L'anxiété également, que l'on peut essayer de combattre en détournant son esprit d'une idée pour le concentrer sur une action, en l'occurrence, grignoter. La privation, notamment au cours d'un régime, peut aussi rendre obsessionnelle la prise de nourriture et inciter, par peur du manque parfois, à prendre de petites rations d'aliments même si l'on n'a pas faim. Enfin, manger sans avoir faim peut parfois servir à anesthésier sa pensée en cas de difficulté, de quelque nature qu'elle soit. Gardons également à l'esprit les troubles de la glycémie, même si cela reste rare, tout comme l'ulcère à l'estomac, dont on peut calmer la douleur avec des prises alimentaires à répétition. Pour régler les problèmes évoqués plus haut, on peut tenter la psychothérapie, l'hypnose, la méditation... Tout ce qui peut aider à trouver la cause de cette pulsion. Le sport peut également être utile, dans la mesure où il permet de combattre l'anxiété et de se dépenser.

Pendant mon régime, si je n'ai pas faim, suis-je quand même obligée de manger ?

Je vais te taquiner... J'adorerais que ça t'arrive !

Être capable de s'alimenter en fonction de la sensation de faim que l'on éprouve ou pas est la meilleure chose qui puisse arriver au cours d'un régime, et même dans le cadre d'une alimentation normale. Il n'est donc pas nécessaire de se forcer à manger en cas d'absence d'appétit. En revanche, ce qu'il ne faut pas faire, c'est se priver de manger alors que l'on a faim, pour tenter de maigrir plus vite. C'est dans ce cas que surviennent les frustrations, puis les pulsions alimentaires, puis la culpabilité, puis l'arrêt des régimes.

Dans le cadre d'un régime, on lit partout qu'il faut privilégier le chocolat noir à plus de 70 %. Mais moi, je préfère le chocolat au lait. C'est grave ?

Quel que soit son pourcentage, le chocolat reste une friandise à cause de sa composition en sucre et en graisse. Il y a, en réalité, assez peu de différences entre le chocolat noir et le chocolat au lait. Le premier est plus riche en graisse et moins riche en sucre, inversement pour le second. Certains disent que le chocolat noir provoque un effet de satiété plus efficace. Mais ce phénomène est limité par la perte de plaisir que l'on ressent, dans le cas où l'on se forcerait à consommer un produit moins apprécié. On peut donc manger l'un ou l'autre. Répétons-le : aucun aliment ne doit être interdit dans un régime, mais il est important en revanche de contrôler sa consommation. En termes de calories, 20 g de chocolat équivalent à 25 g de fromage ou une cuillère à soupe d'huile, ou encore à 100 g de féculents cuits. Si l'on a une grande envie de cacao, il suffit de remplacer l'un de ces produits par un peu de chocolat. Se faire plaisir pendant un régime limite la frustration et augmente sa capacité à le suivre.

J'ai droit à un petit verre de vin de temps en temps ?

Les consignes officielles sont très claires, pas plus d'un verre de vin par jour pour les femmes, pas plus de deux pour les hommes, et pas tous les jours. Par ailleurs, répétons-le, il est impensable au cours d'un régime d'éliminer tous les aliments qui nous font plaisir. On peut donc boire du vin de temps en temps, mais à condition de supprimer un autre aliment en compensation, comme le fruit par exemple, qui reste simple à remplacer. Attention cependant à ne pas le faire trop régulièrement : le vin, comme toute boisson alcoolisée, doit être limité durant un régime car l'alcool inhibe dans l'organisme l'action des enzymes responsables de la régulation des graisses, les triglycérases.

À l'apéro, que vaut-il mieux boire ? Du vin ou du champagne ?

C'est marrant, personne ne me demande jamais si à l'apéritif, on peut prendre un jus de tomate ou un Perrier®. C'est fou, la force des habitudes !

La valeur calorique des boissons alcoolisées dépend de leur contenu en éthanol. Voilà pourquoi il y a très peu de différence entre le champagne, le vin rouge, le vin blanc et le vin rosé. C'est juste une question de goût. Chacune de ces boissons apporte environ 100 calories pour 100 ml. Évidemment, plus le verre est grand et plus le nombre de calories est important mais, dans les restaurants et les bars, les quantités d'alcool contenues dans les verres sont standardisées, on a donc la même valeur calorique d'un verre à l'autre. On ne sert que 5 cl pour un alcool fort, que ce soit du whisky, de la vodka ou un pastis, et ces trois boissons apporteront une centaine de calories. Ce dont il faut particulièrement se méfier, ce sont les cocktails, car non seulement, ils contiennent une quantité de boisson alcoolisée non maîtrisée mais en plus, le sucre, souvent présent, plombe le produit et masque les effets de l'alcool. Il n'est pas rare pour un cocktail d'atteindre les 300 calories par verre, ce qui est vraiment excessif.

L'autre problème réside dans l'effet désinhibant de l'alcool, qui incite à se laisser aller, à abandonner le régime pour un repas ou plus puis à culpabiliser le lendemain... ce qui provoque le cercle vicieux : culpabilité, frustration, compulsion.

J'adore les crustacés, mais sans mayonnaise, c'est beaucoup trop dur !

Franchement, c'est évident, ta question est une provocation !

La recette de la mayonnaise consiste à mélanger un jaune d'œuf dans de l'huile, puis à faire monter ; on transforme, grâce aux graisses du jaune d'œuf, l'huile en une autre forme, plus solide et émulsionnée. Sans surprise, c'est un produit extrêmement calorique. On compte, pour une mayonnaise traditionnelle, environ 750 calories pour 100 g, c'est-à-dire plus que le beurre et un peu moins que l'huile. Les recettes industrielles non allégées contiennent également cette valeur calorique. Sauf que, souvent, on y trouve en plus de très nombreux additifs pour les conserver. Les versions allégées n'ont pas non plus beaucoup d'intérêt car elles sont insatisfaisantes niveau gustatif. On peut tenter de fabriquer des mayonnaises plus légères soi-même, en utilisant par exemple de l'huile de paraffine par moitié. Cependant, même une cuillère à soupe d'environ 15 g de cette version allégée de mayonnaise correspondra à une cuillère à soupe d'huile. On peut donc en consommer, mais à condition de supprimer, par ailleurs, de sa consommation journalière une cuillère à soupe d'huile.

Mais je vais te proposer autre chose qui va te plaire et qui fonctionne : en remplacement de la mayonnaise, tu peux très bien consommer du tzatziki, la spécialité grecque (c'est un mélange de yaourt grec, auquel on ajoute des épices, du citron, de l'ail, des oignons et un peu d'huile d'olive), que tu peux même améliorer avec d'autres ingrédients, selon tes goûts. Tu vas voir, ça marche pas mal.

Sauter le petit déjeuner, tu crois que c'est une bonne idée ?

Déjà, contrairement à ce qu'affirment les vendeurs d'aliments du petit déjeuner, ce n'est pas le repas le plus important de la journée, on en a déjà parlé au début de cet entretien.

Mais avoir pour habitude de ne pas prendre de petit déjeuner n'est pas la même chose que de le sauter occasionnellement : si tu as l'habitude d'en prendre un et que tu le sautes, tu vas perdre au cours de la matinée un peu de ton acuité intellectuelle et de ton énergie physique. C'est la raison pour laquelle il est préférable que les enfants continuent à prendre un petit déjeuner, ou *a minima* une collation pendant la matinée, jusqu'à la grande adolescence.

Je craque souvent vers 18 heures. Tu me conseilles de prendre un goûter ?

Pourquoi pas ? La collation, c'est simplement un petit encas pris entre deux repas et qui présente l'avantage de mieux équilibrer les apports en nutriments au cours de la journée, d'éviter les hypoglycémies éventuelles et de répondre aux fringales non contrôlables. Certains affirment d'ailleurs qu'il serait préférable d'intégrer sa collation dans l'après-midi. Ce qui importe, c'est de ne pas augmenter le bilan calorique quotidien sous prétexte qu'il y a cette collation ; il faut donc équilibrer les menus de la journée en fonction de ce que l'on mange au cours de ce petit repas. Idéalement, une bonne collation apporte un peu de sucre lent sous forme de pain, de biscottes, et parfois même de biscuits, une source de protéines, que l'on peut trouver sous forme de produits laitiers, ainsi qu'un fruit, pour augmenter les fibres.

On entend que le café aide à maigrir. C'est vrai ?

Le café présente de nombreux avantages et est un produit bon pour la santé. Il peut être bénéfique dans la lutte contre certains cancers, et augmente l'activité intellectuelle et physique. L'organisme est en revanche plus ou moins tolérant et cela varie d'une personne à l'autre : quand certains peuvent en boire à volonté, d'autres se retrouvent en état d'hyperexcitation dès la première petite dose. Dans le cadre de régimes, on peut considérer qu'il provoque un effet coupe-faim à cause, justement, de son effet de stimulation intellectuelle et musculaire. S'il provoque du stress ou des contractures, c'est soit parce que l'on a dépassé la dose que l'on supporte, soit parce que l'on a bu trop rapidement une trop grande quantité. Le geste de se faire un café peut également remplacer celui de se jeter sur la nourriture. Le café est légèrement diurétique, autant par la caféine qu'il contient que par le volume d'eau qui est absorbé. Attention à ne pas trop le sucrer.

Je dois t'avouer que j'ai été tentée d'acheter des produits « brûleurs de graisse »... J'ai bien fait de ne pas en acheter ?

Soyons cash, cela n'existe pas. C'est simplement du marketing, qui joue sur le fantasme de perdre de la graisse, sans faire trop d'efforts. C'est aussi une mode qui surfe sur le désir qu'ont de nombreuses personnes de maigrir et qui apparaît sous le poids d'une pression très forte. Aucun produit n'est capable de brûler la graisse, voilà pourquoi aucun de ces compléments ne peut fonctionner. La graisse ne peut s'éliminer que par une déperdition de chaleur. Peut-être qu'un jour, on saura jouer sur la dépense d'énergie sans que cela soit néfaste pour la santé. Mais ce n'est pas pour demain.

Pourquoi fait-on de la rétention d'eau ?

La rétention d'eau provoque la sensation, souvent chez les femmes, d'une pression qui s'exerce sur les tissus et d'un gonflement. S'il n'y a pas de maladie rénale, c'est la conséquence, bien souvent, soit d'une consommation excessive de sel, soit d'une mauvaise circulation du sang.

Dans le premier cas, il faut s'astreindre à un régime le moins salé possible, en surveillant non seulement le sel d'assaisonnement, mais également celui présent dans les aliments industriels : se méfier de ceux qui en contiennent beaucoup comme les fromages, les soupes, la charcuterie, les produits fumés, les plats préparés, les conserves ainsi que le pain, s'il est consommé en excès. Ce phénomène peut également apparaître dans le cadre d'une pratique sportive intensive, car lorsque la fibre musculaire s'allonge après un exercice physique, elle a besoin de se remplir d'eau. C'est d'ailleurs la raison pour laquelle on considère que la pratique sportive, peut, parfois entraîner une prise de poids.

Le sport aide-t-il à maigrir ?

Oui, le sport fait maigrir, à condition de ne pas compenser, après l'exercice physique, l'excès d'énergie qui a été éliminé pendant l'activité avec une prise alimentaire supplémentaire. Le sport pratiqué à jeun entraîne une perte de calories plus importante et une meilleure élimination des graisses, à condition, bien sûr, de le supporter.

Mais qu'appelle-t-on le sport ? Que veut dire être actif aujourd'hui ? Travailler ? Bouger ? Sortir ? Faire du sport ? Tout cela à la fois ? En matière d'amaigrissement, il est question non pas de sport mais plutôt de la façon de mettre le corps en mouvement, ou de le maintenir « actif ». On fait encore trop souvent rimer sport avec effort, en sous-entendant ainsi qu'il faut absolument un dépassement de soi, une contrainte physique ou encore de la compétition. Or, il faut savoir que le sport intense peut être une source de problèmes rhumatologiques (regardez l'évolution des genoux des accros au marathon), voire cardiaques en cas d'excès et de dépassement démesuré de ses capacités physiques (voir le dossier sur le sport p. 238).

Je suis trop âgée pour m'y mettre ?

Je ne suis pas d'accord avec toi. C'est tout à fait possible. Il suffit de bouger au quotidien et ajouter à son emploi du temps des activités physiques dans la mesure de ses capacités comme des cours encadrés (yoga, pilates, stretching…). Cela peut être des activités normales que l'on développe juste un peu plus (marche).

Une étude de 2009 portant sur 1 800 seniors, publiée dans les *Archives of Internal Medicine*, a conclu que les seniors qui font du sport, même en débutant tard, sont susceptibles de vivre plus vieux que ceux qui n'en font pas, et de vivre leurs dernières années en meilleure santé que leurs homologues qui évitent de bouger. L'idéal est de trouver un entraînement qui soit optimal pour son âge et sa condition physique, et comme cela a déjà été précisé plus haut, les bénéfices retirés en termes de santé dans des domaines comme la mémoire, l'anxiété et la dépression, l'arthrite ou les douleurs articulaires sont presque immédiats.

Et enfin, il n'est pas besoin d'investir dans du matériel, il y a aujourd'hui énormément de contenus gratuits sur Internet pour te guider, notamment sur le souffle ou en yoga et stretching (étirement).

Quelques exemples d'activités physiques :

- monter les escaliers au lieu de prendre un ascenseur ;
- marcher pour aller faire ses courses au lieu de prendre sa voiture ;
- descendre avant son arrêt de métro ou de bus habituel et finir à pied ;
- jardiner pendant 30 minutes ;
- faire une partie de pétanque ;
- faire 30 minutes de ménage (dont aspirateur et vitres) ;
- danser et chanter sur sa musique préférée pendant 30 minutes ;
- jouer au chat avec ses enfants ;
- bricoler ;
- faire une partie de billard ou de bowling ;
- aller à la pêche, etc.

Voilà donc ce que l'on entend par une activité physique modérée : c'est, en gros, tout ce qui vous sort de votre canapé… La respiration peut s'accélérer un peu, mais sans transpiration ni effort musculaire. Une étape importante pour reprendre contact avec son corps et ses capacités.

Que penses-tu des céréales du petit déjeuner ?

C'est ce que j'appelle un faux ami. Elles apportent, certes, des sucres lents, très utiles pour l'organisme, mais que l'on retrouve tout aussi bien dans le pain, aliment traditionnel de nos tables françaises. La différence des céréales, c'est qu'elles sont bien souvent enrichies en graisse, en sucre et autres fantaisies, comme des oléagineux, des fruits secs ou encore du chocolat. Leur variété est impressionnante et, si l'on n'est pas vigilant en lisant attentivement les étiquettes, on peut consommer, sans s'en rendre compte, des produits très riches. Il est également difficile de contrôler la quantité consommée. À moins, exercice fastidieux, de les peser et de respecter une dose de 40 à 60 g, et de choisir le produit qui contient moins de 400 calories pour 100 g. Les céréales du petit déjeuner étaient à l'origine, pour la plupart, fabriquées à partir de céréales raffinées (flocons d'avoine, farine de blé, flocon de maïs…) non complètes, débarrassées donc d'une grande partie de l'enveloppe de la graine, riche en fibres. Ces produits contiennent donc peu de fibres et les industriels ont eu l'idée d'ajouter dans la fabrication une quantité de céréales de blé complet, ou d'autres céréales complètes. Conséquences : les nouvelles céréales contiennent plus de fibres : le produit paraît plus « naturel »... et on sait combien le consommateur est sensible à cet argument.

➔ Tous savoir sur les céréales du petit déjeuner

En France, les céréales ne sont apparues sur la table du petit déjeuner que dans les années soixante-dix. Comparées aux croissants, aux pains au chocolat ou aux brioches qui font partie de notre histoire, il s'agit donc d'un aliment relativement récent. Les céréales du petit déjeuner sont appelées ainsi pour les différencier de leur ingrédient de base que sont le blé, le maïs, l'avoine ou l'orge. Mélangées à du miel, du sucre, du chocolat ou des fruits secs, elles séduisent un public de plus en plus large grâce à leurs saveurs aussi originales que variées. Bien entendu, même si ces céréales ont été conçues pour le petit déjeuner, libre à chacun de les consommer au goûter, durant une pause, ou à n'importe quel moment de la journée.

Leur fabrication est relativement simple. Aux grains de céréales (blé, maïs, avoine) ou à de la farine de céréales, on ajoute du sucre, du malt et du sel, avant de les cuire à la vapeur pour transformer l'amidon en glucides plus simples.

Les grains de céréales subissent donc des transformations différentes. Ainsi, selon les recettes on obtient plusieurs catégories de céréales :

— les soufflées, souvent sous forme de grains ou de boules, généralement à base de riz, de maïs ou de blé ;

— les pétales, traditionnellement à base de maïs, mais aussi de blé plus ou moins complet, de riz, de son de blé ;

— les pétales et soufflées fourrés au chocolat ;

— les mueslis sous forme de flocons de diverses céréales (souvent une base d'avoine avec du blé, du maïs, du riz et parfois de l'orge) associés à des fruits séchés,

des fruits oléagineux, du chocolat, en diverses proportions ;
— les mueslis croustillants, autrement appelés crueslis, qui ont des flocons amalgamés en boulettes.
Désormais, la technologie de l'extrusion rend l'amidon plus accessible aux enzymes digestives, ce qui augmente « l'index glycémique » des céréales.
L'ajout de vitamines surtout du groupe B, parfois C et E, de minéraux, comme le fer et le calcium, se fait à des étapes variables de la fabrication pour tenir compte de leur sensibilité à la chaleur ou à la lumière et du procédé utilisé, tout en garantissant une qualité optimale.

Pour servir de petit encas, les barres de céréales, c'est mieux ?

Moi, personnellement, je n'aime pas du tout les barres de céréales. Je trouve qu'elles contribuent à dénaturer l'alimentation. Il s'agit en réalité d'une déclinaison des céréales du petit déjeuner. C'est le produit grignotage par excellence, extrêmement dangereux, car la plupart du temps contenant encore plus de sucre que les céréales du petit déjeuner, ceci afin de pouvoir les compacter. De plus, les emballages proposés en favorisent la consommation, notamment en cas de petite faim ou de fringale.

La quantité de produit est peu importante, puisque comprise entre 20 et 32 g. Mais cette quantité, dans la majorité des cas, est insuffisante pour provoquer une sensation de rassasiement : il faut donc deux barres de céréales pour calmer la faim. Deux barres apportent environ 200 à 300 kcal. La quantité de glucides est importante, tandis que celle des lipides est variable. Pour ce type d'aliment, il est préférable de ne pas dépasser 5 à 6 g de lipides pour les deux barres et de nombreux produits répondent à ces exigences. Mais considérons toutefois les barres de céréales comme un produit de dépannage ou une gourmandise, elles ne s'intègrent pas au quotidien dans une alimentation équilibrée.

Pourquoi je ne me sens pas en forme ? Ça fatigue, les régimes ?

Plus un régime est déséquilibré ou trop restrictif, plus le risque de fatigue intervient. La fatigue est souvent la traduction d'une carence, la plupart du temps en vitamines, en potassium ou en magnésium. Il suffit de compenser cette carence avec des compléments alimentaires par exemple, pour obtenir une amélioration. Cette impression de fatigue peut également découler d'un déficit en énergie, lorsque notre corps réclame plus d'énergie que ce que nous lui donnons pendant le régime. Dans ce cas, il faut augmenter la ration alimentaire, même si cela freine légèrement l'amaigrissement. Faire attention aussi aux fatigues d'ordre psychologique. Si le régime intervient en période de soucis ou de stress, la frustration et le ras-le-bol ressentis peuvent se traduire par une sensation de fatigue. Cela peut être un signal que ce n'est pas le bon moment pour entreprendre un régime. Rappelons qu'il est difficile, mais utile !, de s'octroyer des petites pauses de temps en temps en cours de régime.

La thyroïde peut-elle être responsable d'une prise de poids ?

Il est courant d'admettre qu'en cas de déficit de la thyroïde (hypothyroïdie), il y a une prise de poids et qu'au contraire en cas d'excès de sécrétion des hormones thyroïdiennes (hyperthyroïdie), c'est une perte de poids qui survient. Dans les faits, ce n'est pas toujours le cas, on peut constater une prise de poids avec une hyperthyroïdie, et une perte de poids avec une hypothyroïdie. L'évolution de cette maladie n'est pas modifiable par l'alimentation, toutes les rumeurs que l'on entend sur le sujet sont fausses : la seule solution réside dans la prise d'hormones thyroïdiennes en cas d'hypothyroïdie, et dans la prise de médicaments antithyroïdiens dans le cas d'une hyperthyroïdie. Il ne sert à rien de consommer de l'iode sous forme de comprimés, ou de se gorger de fruits de mer ou de crustacés. En revanche, une fois le traitement entrepris, les régimes fonctionneront de la même façon chez la personne souffrant de la maladie que chez un individu ne la présentant pas.

Le lait présente-t-il un intérêt ?

C'est la grande polémique depuis plusieurs années, et on ne sait même pas d'où elle provient. Ce qui est sûr, c'est que naturopathes, influenceurs et autres coachs se disputent sur le sujet... Aliment symbolique, il a sa communauté de détracteurs comme de supporters. Sur le plan nutritionnel, le lait est tout simplement un aliment nutritif. Il comporte des protéines, des glucides et des lipides, sauf quand il est dégraissé. On est libre de l'aimer ou de ne pas l'aimer, certaines personnes sont en revanche intolérantes, soit à cause d'une allergie à la caséine, qui est la protéine du lait, soit à cause d'une allergie au lactose. Dans ce cas, c'est simplement la non-consommation du produit qui permet d'éviter le moindre souci. Les rumeurs concernant son impact sur les douleurs ou les maladies rhumatismales n'ont jamais été étayées sur le plan scientifique. Au sortir de l'enfance, il n'est pas plus utile qu'un autre aliment, et on peut très bien vivre normalement sans le consommer. C'est, en revanche, un aliment appréciable et utile chez les personnes qui vieillissent, à cause de la facilité de sa consommation et des différentes formes qu'il peut prendre : yaourts, fromages blancs, crèmes dessert… Si on a trouvé une corrélation entre la fréquence du cancer de la prostate chez les gros consommateurs de produits laitiers, on oublie souvent qu'on a aussi trouvé une corrélation positive pour éviter les cancers du côlon chez la femme. Certaines personnes affirment avoir vu une amélioration de leur santé et une diminution de leurs symptômes suite à un arrêt des produits laitiers. On ignore s'il s'agit là d'un effet placebo, d'une modification globale de leur alimentation ou bien d'un réel impact de l'absence de produits laitiers sur la santé, qui n'aurait pas encore été démontré.

Est-il important d'avoir un bon sommeil pendant les régimes ?

Ta question mériterait que je te fasse un petit cours sur le sujet. Si tu veux en savoir plus, tu peux lire le dossier consacré au sujet en page 242.

Ce qu'il faut retenir, c'est qu'il est important, durant un régime, d'essayer d'avoir le meilleur sommeil possible : un mauvais sommeil nuit réellement à l'amaigrissement, favorise parfois un grignotage au cours de la nuit et empêche de ressentir la satiété.

Le pot-au-feu, on peut ?

C'est drôle de poser cette question. Le pot-au-feu fait partie de ces aliments et de ces recettes qui ont été frappés d'une interdiction, sans vraiment que ne soit analysée leur composition. C'est comme si dans un régime, par principe, le plaisir était interdit.

Ce plat se compose d'une viande bouillie, un peu riche certes, mais accompagnée de légumes, parfois d'un peu de pommes de terre. Il est très riche en vitamines et en minéraux. Si on parvient à ne pas consommer plus de 100 g de viande et si on choisit bien les morceaux les moins gras, c'est un très bon plat de régime. Les légumes ne posent aucun problème évidemment, en revanche on limitera les pommes de terre en ne dépassant pas les 100 g ; on peut très bien arroser le plat avec le bouillon. Ce plat n'est pas du tout une catastrophe, et on peut même s'autoriser le gros sel dans cette recette !

Et le couscous ?

De la même façon que le pot-au-feu on interdit ce type de plat, sans prendre le temps de le décomposer et de comprendre comment il est fait. Accompagné d'une viande maigre comme du poulet, ainsi que de légumes, d'un peu de semoule et de bouillon, ce plat équivaut à une viande servie avec des légumes et des féculents, plat bien prescrit dans un régime. Il importe simplement de mesurer la semoule pour essayer de ne pas dépasser 150 g de grains cuits. On se sert d'autant de légumes que l'on veut mais on limite la viande : comme pour le pot-au-feu, on la limite à 100 g. Et bien sûr, on évite les merguez.

Qu'en est-il des cerises et des abricots ?

Les cerises, avec le raisin et la banane, font partie des fruits les plus riches. On ne les interdit pas, mais dans un régime, on les limite à 125 g. La cerise est un fruit intéressant en raison de sa richesse en resvératrol, un antioxydant bon pour la circulation du sang, ainsi qu'en vitamine A, bénéfique notamment pour la peau. L'abricot est moins riche : on peut en consommer jusqu'à 200 g. Notons que c'est un aliment qui contient énormément de molécules bonnes pour notre santé ; quand on le compare à tous les autres, c'est probablement celui qui contient le plus de micronutriments.

Quels sont les fruits à éviter ?

Toujours cette question qui consiste à vouloir éviter certains aliments... alors que je ne cesse de répéter que le meilleur des régimes, c'est celui qui n'interdit rien ! Quand on a ça en tête, on se contente de contrôler la quantité des aliments consommés. Cerises, raisins et bananes, comme indiqué précédemment, sont les plus riches, mais on peut quand même en manger, à condition de limiter la quantité à 80 g pour la banane, 125 g pour le raisin et les cerises.

Les pâtes de konjac, tu en penses quoi ?

Cela prête à confusion de parler de pâtes pour le konjac. Car ce n'est pas un produit céréalier, mais un végétal issu d'une plante, qui est travaillé à la façon des pâtes alimentaires. Son avantage, c'est qu'il est peu nutritif, et que sa fibre se dilate lorsqu'elle est en contact avec de l'eau ou un liquide, comme c'est le cas dans l'intestin, et c'est ce qui lui donne la propriété d'être légèrement coupe-faim et rassasiant. On peut en consommer, mais ne pas oublier par ailleurs de manger, dans le cadre de son régime, des féculents, pour absorber des sucres lents. Le goût de ce produit est plutôt insipide, et explique qu'on le trouve dans le commerce sous forme assaisonnée. Et à la maison, le problème que j'ai observé c'est que beaucoup de personnes accommodent les pâtes de konjac en préparant un assaisonnement très riche. C'est un peu dommage car ça gâche l'intérêt du produit. Une simple sauce tomate avec un peu de viande suffit largement.

Comment gérer l'alcool ?

C'est compliqué d'autoriser l'alcool pendant les régimes, parce que non seulement, cela augmente la quantité de calories consommée mais en plus, cela se fait sous forme d'éthanol. L'éthanol est un composé qui limite la perte de graisse en empêchant l'action de l'enzyme qui permet de l'éliminer. De surcroît, l'alcool possède une vertu désinhibitrice, qui peut favoriser un laisser-aller au moment des repas. Or, quand on suit un régime et que l'on s'écarte régulièrement des consignes qui ont été données, on en paie le prix. Pour ne pas être trop strict, on peut autoriser un verre de vin ou un apéritif de temps en temps dans la semaine, à condition de l'intégrer au bilan de la journée, par exemple en supprimant un fruit.

EN RÉSUMÉ

Tu vois, toutes ces questions sont vraiment importantes. Je suis persuadé que lorsqu'on comprend bien les principes de la nutrition, il est beaucoup plus facile de gérer soi-même son alimentation.

Au travers de tout ce que je viens de t'apprendre, je pense que tu sauras faire le tri dans ta façon de manger et dans les aliments que tu vas choisir. Je répète également qu'on ne peut faire maigrir que les gens qui en ont vraiment envie. Aussi, il y a des périodes dans sa vie où l'on peut maigrir, et d'autres où il sera préférable de ne pas entreprendre un régime. En dehors d'un impératif médical, il importe de ne pas chercher à atteindre à tout prix un poids pour faire plaisir aux autres, mais de garder à l'esprit qu'on le fait pour soi. Enfin, il est capital de continuer à se faire plaisir. Si on néglige cet aspect-là, le régime ne dure jamais longtemps.

Je te propose dans la deuxième partie du livre trois formules de régime.

Dans la première tu trouveras, sur une période de 50 jours, des menus extrêmement simples qui vont te donner plein d'idées et faciliter ta vie quotidienne.

La seconde formule te présente, sur une période plus courte de 15 jours, une liste de menus à mettre en place quand on a envie d'accélérer la perte de poids ou de stopper une phase de stagnation.

Enfin, dans la troisième formule, tu pourras découvrir un régime sans sucre qui présente l'avantage, pour compenser cette absence, de contenir plein de recettes sympas. Car l'objectif, même durant un régime, reste de se faire plaisir !

Merci Jean-Michel !

LES RÉGIMES

RÉGIME MODÉRÉ SUR 50 JOURS

Mode d'emploi

Les menus qui sont proposés ici sont particulièrement simples, et vous pouvez les adapter à votre convenance. Chaque jour et chaque repas sont composés de la même façon et comportent les mêmes valeurs nutritionnelles, vous pouvez donc les inverser à votre guise, en prenant par exemple un repas de la journée 2 sur la journée 5.

Concernant les légumes et les crudités, la plupart du temps, je ne précise pas de quantité : leur valeur calorique est tellement faible que s'il vous en faut beaucoup pour vous rassasier, il est préférable de manger ces aliments-là plutôt que d'autres plus caloriques.

J'ai beaucoup varié la nature des protéines ainsi que celle des végétaux, ceci pour illustrer la grande diversité qu'il est possible d'intégrer dans notre alimentation. Il est également tout à fait possible de remplacer un poisson par un autre, un légume par un équivalent, tout comme les fruits et la plupart des aliments présents dans ces menus. L'objectif de la formule, à travers ces exemples de repas, est de vous proposer un programme très simple, très pratique afin de rendre ce régime adaptable à votre porte-monnaie, mais aussi à votre disponibilité. Vous avez donc toute liberté pour vous approprier ces astuces et restructurer chaque repas selon votre goût. Dans le cas extrême et à condition de le supporter, vous pourriez même manger tous les jours exactement la même chose. Mais rappelons que la monotonie alimentaire peut entraîner une diminution de l'appétit.

Quelques recommandations essentielles

- **Il est primordial de veiller aux modes de cuisson et aux assaisonnements.** On oublie trop souvent que mettre du beurre dans une poêle pour faire revenir un poisson ou une viande n'est pas sans conséquences. Cela augmente le nombre de calories, et c'est dommage puisqu'il existe aujourd'hui de nombreuses façons de cuisiner sans matières grasses : citons par exemple les feuilles de papier qui permettent de cuire dans une poêle sans huile ni beurre, les poêles à revêtement anti adhésif pour les cuissons à même la poêle. Mais on peut également cuisiner au micro-ondes, en papillote, au four, à la vapeur, et même avec des *air fryers*, ces nouveaux appareils qui permettent de cuisiner à la vapeur sèche.

- **Pour les assaisonnements, il est indispensable de respecter les quantités recommandées**, c'est-à-dire au maximum une cuillérée à café ou une cuillère à soupe de matière grasse. On a tendance à penser que l'huile, et en particulier d'olive, compte tenu de ses bienfaits pour la santé, peut être consommée à volonté. Mais rappelons que chaque cuillérée à soupe d'huile contient 100 calories et qu'un dépassement de la dose est vite arrivé, entraînant donc une augmentation de la valeur calorique du plat.

• **Il est conseillé de faire ses courses à l'avance**, pour éviter ces situations où l'on ouvre son frigo à la recherche de ce que l'on va bien pouvoir manger pour le déjeuner. Dans ces cas-là, la gourmandise prend souvent le pas et nous empêche de suivre à la lettre le programme que l'on s'était fixé.

C'est pourquoi je vous propose ici un certain nombre de repas sur un certain nombre de jours ; ce programme est pensé afin que vous puissiez ajuster ces repas selon vos habitudes, vos goûts et du temps dont vous disposez, pour effectuer à la fois vos courses et la préparation des repas.

Conseils généraux

• Essayez de ne pas sauter de repas : vous seriez tenté de manger plus au repas suivant.

• Asseyez-vous lors de vos repas, prenez le temps de manger.

• En cas de faim, buvez d'abord de l'eau, une boisson light, du café ou encore une infusion. Si la sensation de faim perdure, consommez des produits diététiques : une pomme, un yaourt à 0 %, un œuf dur, des crudités à croquer ; et si cela ne suffit pas, faites-vous plaisir en modérant toutefois votre consommation, et cela quel que soit le produit (chocolat ou autres). Il est important de ne pas se laisser envahir par la frustration, et ce n'est pas grave de faire une petite entaille, à condition que cela ne soit pas trop régulier.

• Il est préférable de boire minimum 1 litre d'eau par jour mais ce n'est pas indispensable.

• Pesez-vous tous les 2 ou 3 jours, à jeun et sur la même balance, après avoir uriné.

• Vous pouvez consommer à volonté : eau, café, thé, infusion ou encore un citron pressé dans de l'eau, ainsi que des eaux pétillantes (Perrier®, Badoit®) ou aromatisées.

• Les édulcorants peuvent être utilisés, mais sans excès. N'hésitez pas, pour contenter un désir de sucre, à en rajouter dans les compotes ou les yaourts à 0 %.

• Vous pouvez modifier la répartition des aliments dans la journée si vous le souhaitez, à condition d'utiliser tous les produits qui vous sont proposés, et seulement ceux indiqués.

• Il est également possible, à partir des produits proposés, de composer une autre recette, plus à son goût. À condition de veiller à utiliser des ingrédients bien équivalents à ceux qui sont indiqués dans le régime, et sans modifier ou augmenter la dose de matières grasses autorisées. Par exemple, les tomates farcies ne sont rien d'autre que des crudités accompagnées de 125 g de viande de veau, cuites au four. On peut consommer la moitié d'un crottin de Chavignol sur un lit de salade assaisonnée avec une seule cuillérée à soupe d'huile ce qui équivaut à 25 g de fromage et des crudités.

Il n'y a aucun problème à changer les ingrédients du régime par d'autres aliments.

• Vous pouvez changer la nature de la viande (si celle proposée ne vous plaît pas, ou si vous n'en avez pas à disposition) et consommer, selon votre goût : bœuf, veau, filet de dinde, rôti de dindonneau, gigot maigre, rôti ou côtes de porc très maigres, viande hachée ou volaille, poulet, pintade, faisan (**à consommer sans la peau**), lapin, rôti de veau, jambon dégraissé non persillé (2 tranches).

• Poisson et crustacés peuvent également être modifiés et choisis en fonction de vos goûts, parmi les suivants : merlan, colin, morue, carrelet, limande, sole, congre, lieu, aiglefin, dorade, loup, cabillaud, sar, rouget, turbot… ou 125 g de thon ou de saumon (ils sont un peu plus grands), crevettes, langoustines, crabe, moules, huîtres, seiche, coquilles Saint-Jacques.

• Tous les légumes suivants peuvent être consommés, et remplacés si l'un ou l'autre vous plaît moins : artichaut entier, asperge, aubergine, blette, brocoli, cardon, champignon de Paris, cèpe, cœur de palmier, côte de céleri, chou blanc, chou vert, chou-fleur, chou rouge, choucroute cuite non cuisinée, courgette, endive, épinards, fenouil, girolle, navet, oseille, poivron, potiron, salade, radis, concombre ou tomate.

• Pour les légumes suivants, il est conseillé de se limiter à :

– 150 g : betterave, carotte, céleri-rave, haricots verts, oignon, poireau, pousses de soja.

– 100 g : chou de Bruxelles, fond d'artichaut, petits pois, salsifis, maïs.

• Vous pouvez remplacer 1 yaourt par du fromage blanc à 0 % de matière grasse.

• Vous pouvez consommer les fruits suivants : pomme, poire, orange, abricot, pêche, mandarine, clémentine, kiwi… et être plus large pour melon, fraises, pastèques, mures, myrtilles, ananas, pamplemousse.

Attention cependant à limiter sa consommation de cerise, de raisin (125 g max.) et de banane (80 g), en raison de la richesse en sucre de ces fruits-là.

• Et, pour finir... ne soyez jamais défaitiste : si vous ratez un jour de régime, recommencez le lendemain : seule la persévérance garantit le succès du régime.

Les trois mots les plus importants du régime.

▶ Patience

Il en faut dans un régime, car on espère toujours obtenir un résultat le plus rapidement possible. Or, retenons ceci : on ne peut maigrir de plus de 3 à 5 kg par mois sans faire un régime trop difficile que l'on ne pourrait tenir sur le long terme. Voilà pourquoi il est plus judicieux d'avoir en tête un objectif de poids à atteindre dans la durée plutôt qu'un objectif de temps.

▶ Persévérance

Durant votre régime, il y aura des pertes de poids par moments, des prises de poids à d'autres (même si vous le suivez correctement) : le corps est la résultante des trois compartiments que sont la graisse, le muscle et l'eau. Ces trois éléments n'évoluent pas en synergie et il peut donc être possible de constater une perte de poids rapide, qui ne correspondra pas à une perte de graisse, ou l'inverse, ce qui peut entraîner une déception. Quoi qu'il en soit, malgré certains moments de stabilisation, si vous respectez à la lettre le programme vous atteindrez le poids escompté, celui pour lequel vous êtes probablement fait. Il faut donc de la persévérance, pour ne pas stopper la démarche simplement parce que le résultat n'est pas visible du jour au lendemain ni même d'une semaine sur l'autre.

▶ Indulgence

Nous ne sommes pas des machines, et il est très difficile de suivre un régime sur une longue période sans faire aucun écart. Si un petit craquage survient, réjouissez-vous de vous être fait plaisir, et considérez que vous avez anesthésié un ou deux jours de régime, ce qui rallongera d'autant la période du régime et donc l'atteinte de l'objectif, ce qui n'est pas grave. En revanche, faire un écart puis culpabiliser est la pire des choses, cela introduit une note négative en cours de régime et vous prive de surcroît du plaisir que vous vous faites en vous octroyant un temps de repos. Au fond, c'est la double peine, on ne parvient pas à se réjouir d'avoir mangé quelque chose qui nous plaît, et en plus, on s'en veut. C'est malheureusement à cause de ce phénomène que beaucoup de régimes cessent.

LES MENUS

Jour 1

Petit déjeuner

- Café, thé ou infusion sans sucre
- 30 g de pain, si possible complet
- 10 g de beurre
- 150 ml de lait écrémé
- 2 kiwis

Déjeuner

- Salade composée : salade verte, carottes râpées, haricots verts, 100 g (poids cuit) de riz, 125 g de thon au naturel, vinaigrette avec 1 CC d'huile
- 1 yaourt nature 0 % de matière grasse
- 1 orange

Dîner

- 2 œufs pochés
- Champignons persillés poêlés avec 1 CS d'huile ou de beurre
- 40 g de fromage frais
- 15 g de pain
- 100 g de compote de fruits sans sucres ajoutés

Jour 2

Petit déjeuner

- Café, thé ou infusion sans sucre
- 30 g de pain complet
- 10 g de beurre
- 1 yaourt nature 0 % de matière grasse
- 1 poire

Déjeuner

- Radis à la croque avec 5 g de beurre
- 1 pavé de saumon grillé sans matière grasse, 125 g max
- Courgettes vapeur au curry
- 30 g de brie
- 15 g de pain
- 250 g de fraises

Dîner

- 150 g d'escalope de dinde au paprika, poêlée sans matière grasse
- Brocolis cuits à l'étouffée sans matière grasse
avec 1 CC de crème
- 100 g (poids cuit) de quinoa sans matière grasse
- 1 yaourt nature 0 % de matière grasse
- 100 g (poids égoutté) de fruits au sirop

Jour 3

Petit déjeuner

- Café, thé ou infusion sans sucre
- 30 g de pain complet
- 10 g de beurre
- 1 yaourt nature 0 % de matière grasse
- 1 pomme

Déjeuner

- Salade verte et 2 œufs durs, vinaigrette avec 1 CC d'huile
- Salsifis sautés au thym sans matière grasse
- 100 g (poids cuit) de pâtes sans matière grasse, au coulis de tomates
- 100 g de fromage blanc nature 0 % de matière grasse
- 100 g de compote de fruits sans sucres ajoutés

Dîner

- 1 cuisse de poulet sans la peau, rôtie sans matière grasse
- Champignons à l'ail poêlés avec 1 CC d'huile
- 30 g de bûche de chèvre
- 15 g de pain
- ½ mangue

Jour 4

Petit déjeuner

- Café, thé ou infusion sans sucre
- 30 g de pain complet
- 10 g de beurre
- 150 ml de lait écrémé
- 1 poire

Déjeuner

- Radis à la croque avec 1 CC de crème citronnée
- 250 g (poids cuit) de quinoa à l'ail et au coulis de tomates
- Dés d'aubergines à l'ail et au basilic, sautés sans matière grasse
- 100 g de fromage blanc nature 0 % de matière grasse
- 1 pomme

Dîner

- 1 steak haché de bœuf à 5 % de matière grasse, grillé sans matière grasse
- Petits pois poêlés sans matière grasse à l'ail et aux fines herbes, 5 g de beurre
- 30 g de saint-nectaire
- 15 g de pain
- 1 petite banane

Jour 5

Petit déjeuner

- Café, thé ou infusion sans sucre
- 30 g de pain complet
- 10 g de beurre
- 100 g de fromage blanc nature 0 % de matière grasse
- 1 orange

Déjeuner

- Blancs de poireaux froids cuits en vinaigrette avec 1 CC d'huile
- 2 œufs en omelette à la ciboulette, sans matière grasse
- Brocolis vapeur
- 125 g de pommes de terre vapeur au paprika
- 1 yaourt nature 0 % de matière grasse
- 100 g de compote de fruits sans sucres ajoutés

Dîner

- 1 filet de flétan au jus de citron, 1 CC de crème
- Courgettes sautées au basilic sans matière grasse
- 30 g de bûche de chèvre
- 15 g de pain
- ½ mangue

Jour 6

Petit déjeuner

- Café, thé ou infusion sans sucre
- 30 g de pain complet
- 10 g de beurre
- 1 yaourt nature 0 % de matière grasse
- 1 pomme

Déjeuner

- Tomates en vinaigrette avec 1 CC d'huile
- Moules au court-bouillon
- Purée de céleri sans féculents ni matière grasse
- 30 g de brie
- 15 g de pain
- 1 orange

Dîner

- 250 g (poids cuit) de quinoa et coulis de tomates
- Champignons aux échalotes poêlés avec 1 CC d'huile
- 100 g de fromage blanc nature 0 % de matière grasse
- 2 kiwis

Jour 7

Petit déjeuner

- Café, thé ou infusion sans sucre
- 30 g de pain complet
- 10 g de beurre
- 100 g de fromage blanc nature 0 % de matière grasse
- ½ pamplemousse avec 1 CC de sucre

Déjeuner

- Carottes râpées en vinaigrette avec 1 CC d'huile
- 1 cuisse de lapin rôtie aux herbes de Provence
- Ratatouille
- 100 g (poids cuit) de polenta sans matière grasse
- 1 pomme

Dîner

- Courgettes poêlées au curcuma avec 1 CC d'huile et 125 g de filet de bacon émincé
- 40 g de chèvre frais
- 15 g de pain
- 100 g de compote de fruits sans sucres ajoutés

Jour 8

Petit déjeuner

- Café, thé ou infusion sans sucre
- 30 g de pain complet
- 10 g de beurre
- 100 g de fromage blanc nature 0 % de matière grasse
- 2 kiwis

Déjeuner

- Dés de concombre à la ciboulette, en vinaigrette avec 1 CC d'huile
- 2 œufs pochés sans matière grasse
- Épinards vapeur à la noix de muscade
- 100 g (poids cuit) de boulgour sans matière grasse
- 1 yaourt nature 0 % de matière grasse
- 100 g (poids égoutté) de fruits au sirop

Dîner

- 160 g de crevettes sautées sans matière grasse au persil
- Blettes poêlées sans matière grasse à l'ail et au persil, 1 CC de crème
- 30 g de camembert
- 15 g de pain
- 100 g de compote de fruits sans sucres ajoutés

Jour 9

Petit déjeuner

- Café, thé ou infusion sans sucre
- 30 g de pain complet
- 10 g de beurre
- 1 yaourt nature 0 % de matière grasse
- 1 petite banane

Déjeuner

- Salade verte en vinaigrette avec 1 CC d'huile
- 1 côte de porc grillée sans matière grasse au curcuma
- 100 g de flageolets et haricots verts cuits sans matière grasse à l'ail et au persil
- 1 yaourt nature 0 % de matière grasse
- 1 orange

Dîner

- 130 g de jambon de poulet
- Potage de légumes sans féculents ni matière grasse avec 1 CC de crème
- 25 g de roquefort
- 15 g de pain
- 250 g de fraises

Jour 10

Petit déjeuner

- Café, thé ou infusion sans sucre
- 30 g de pain complet
- 10 g de beurre
- 1 yaourt nature 0 % de matière grasse
- 1 pomme

Déjeuner

- 150 g de blanc de dinde grillé sans matière grasse au thym et aux échalotes
- Haricots plats poêlés avec 1 CC d'huile
- 40 g de chèvre frais
- 15 g de pain
- 2 kiwis

Dîner

- Céleri-rave râpé en vinaigrette avec 1 CC d'huile
- 1 truite entière rôtie sans matière grasse
- 140 g de petits pois
- 100 g de fromage blanc nature 0 % de matière grasse
- 40 g de pain complet
- 100 g de compote de pommes sans sucres ajoutés

Jour 11

Petit déjeuner

- Café, thé ou infusion sans sucre
- 30 g de pain complet
- 10 g de beurre
- 1 yaourt nature 0 % de matière grasse
- 1 pomelo

Déjeuner

- Salade composée : 100 g de maïs et tomates cerises, 30 g de mozzarella, vinaigrette avec 1 CC d'huile
- Courgettes et 100 g de gésiers dégraissés
- 1 petite banane

Dîner

- 2 œufs à la coque, 15 g de pain et 5 g de beurre
- Fenouil braisé sans matière grasse au coulis de tomates
- 100 g de fromage blanc nature 0 % de matière grasse
- 100 g de compote de fruits sans sucres ajoutés

Jour 12

Petit déjeuner

- Café, thé ou infusion sans sucre
- 30 g de pain complet
- 10 g de beurre
- 100 g de fromage blanc nature 0 % de matière grasse
- 150 ml de pur jus de fruit

Déjeuner

- 80 g de filets de sardines en marinade sans huile
- Purée de carottes au cumin cuite sans matière grasse, avec 20 g d'emmental râpé
- 40 g de pain complet
- 2 prunes

Dîner

- Potage de légumes sans féculents ni matière grasse, avec 1 CC de crème
- 130 g de jambon
- Salade verte et vinaigrette avec 1 CC d'huile
- 100 g de fromage blanc nature 0 % de matière grasse
- 1 pomme

Jour 13

Petit déjeuner

- Café, thé ou infusion sans sucre
- 30 g de pain complet
- 10 g de beurre
- 1 yaourt nature 0 % de matière grasse
- 1 petite banane

Déjeuner

- Mâche et raisins secs, vinaigrette avec 1 CC d'huile
- Omelette aux oignons cuite sans matière grasse
- Ratatouille au basilic cuite sans matière grasse
- 100 g (poids cuit) de riz safrané
- 100 g de fromage blanc nature 0 % de matière grasse

Dîner

- Crevettes sautées au gingembre sans matière grasse
- Pousses de soja poêlées à l'ail sans matière grasse
- 40 g de chèvre frais
- 15 g de pain
- 2 kiwis

Jour 14

Petit déjeuner

- Café, thé ou infusion sans sucre
- 30 g de pain complet
- 1 CS de confiture
- 100 g de fromage blanc nature 0 % de matière grasse
- 150 ml de pur jus de fruit

Déjeuner

- Concombre en rondelles au basilic avec 1 CC d'huile
- 125 g de rôti de dinde cuit sans matière grasse, à la moutarde à l'ancienne
- Carottes braisées sans matière grasse, au bouillon de volaille dégraissé
- 30 g de camembert
- 15 g de pain
- 100 g de compote de fruits sans sucres ajoutés

Dîner

- 70 g net égouttés de filets de maquereaux en marinade sans huile
- Purée de céleri sans matière grasse, 1 CC de crème
- 100 g de fromage blanc nature 0 % de matière grasse
- 1 poire

Jour 15

Petit déjeuner

- Café, thé ou infusion sans sucre
- 30 g de pain complet
- 10 g de beurre
- 1 yaourt nature 0 % de matière grasse
- 1 pomme

Déjeuner

- Champignons de Paris émincés à la ciboulette
et au jus de citron, 1 CC d'huile
- 100 g de foie de volaille poêlés sans matière grasse
- Haricots verts poêlés à l'ail sans matière grasse
- 100 g de fromage blanc nature 0 % de matière grasse
- 1 petite banane

Dîner

- 150 g de rosbif froid et cornichons
- Tomates, roquette et 100 g de haricots rouges
en vinaigrette avec 1 CC d'huile
- 1 yaourt nature 0 % de matière grasse
- 110 g d'oreillons de pêches au sirop léger

Jour 16

Petit déjeuner

- Café, thé ou infusion sans sucre
- 30 g de pain complet
- 10 g de beurre
- 1 yaourt nature 0 % de matière grasse
- 1 petite banane

Déjeuner

- Salade d'endives émincées avec 120 g de betteraves rouges cuites en dés et mâche, 30 g de feta, vinaigrette avec 1 CC d'huile
- 100 g de jambon cru dégraissé
- 40 g de pain complet
- 1 fruit de la passion

Dîner

- Potage de légumes sans féculents ni matière grasse, 15 g de pain en croûtons
- 2 œufs au plat cuits sans matière grasse au persil
- 100 g de fromage blanc nature 0 % de matière grasse
- 250 g de mélange de fruits rouges à la cannelle

Jour 17

Petit déjeuner

- Café, thé ou infusion sans sucre
- 30 g de pain complet
- 10 g de beurre
- 1 yaourt nature 0 % de matière grasse
- 1 orange

Déjeuner

- 1 pavé de cabillaud cuit en papillote au cerfeuil
- Fondue de poireaux safranée
- 20 g de comté
- 15 g de pain complet
- 1 pomme

Dîner

- Salade verte en vinaigrette avec 1 CC d'huile
- 100 g (poids cuit) de pâtes à la bolognaise maison
(125 g de steak à 5 % de matière grasse, coulis de tomates)
- 100 g de fromage blanc nature 0 % de matière grasse
- 100 g de compote de fruits sans sucres ajoutés

Jour 18

Petit déjeuner

- Café, thé ou infusion sans sucre
- 30 g de pain complet
- 10 g de beurre
- 1 yaourt nature 0 % de matière grasse
- 1 pomme

Déjeuner

- Mâche en vinaigrette avec 1 CC d'huile
- 125 g de grenadin de veau braisé sans matière grasse
- Haricots verts vapeur
- 30 g de saint-nectaire
- 15 g de pain
- 1 mandarine

Dîner

- 2 tranches de jambon de poulet
- Purée de carottes et pommes de terre cuites sans matière grasse, 1 CC de crème
- 1 yaourt nature 0 % de matière grasse
- 110 g d'oreillons de pêches au sirop léger

Jour 19

Petit déjeuner

- Café, thé ou infusion sans sucre
- 30 g de pain complet
- 10 g de beurre
- 100 g de fromage blanc nature 0 % de matière grasse
- 1 petite banane

Déjeuner

- 100 g de maïs doux en vinaigrette avec 1 CC d'huile
- 3 petites sardines en marinade sans huile
- Poivrons grillés au four sans matière grasse
avec 20 g de mozzarella
- 1 pomelo

Dîner

- 1 bol de soupe de tomates, 15 g de pain en croûtons
- Courgettes poêlées sans matière grasse
avec 100 g de viande hachée de bœuf à 5 % de matière grasse, à l'ail et au persil
- 100 g de fromage blanc nature 0 % de matière grasse
- 2 fruits de la passion

Jour 20

Petit déjeuner

- Café, thé ou infusion sans sucre
- 30 g de pain complet
- 10 g de beurre
- 1 yaourt nature 0 % de matière grasse
- 100 g de compote de fruits sans sucres ajoutés

Déjeuner

- 1 cuisse de poulet rôtie sans matière grasse au ras el-hanout
- Légumes pour couscous vapeur
- 100 g (poids cuit) de semoule de couscous, 5 g de beurre
- 100 g de fromage blanc nature 0 % de matière grasse
- 1 orange

Dîner

- 120 g de betteraves cuites en vinaigrette avec 1 CC d'huile
- 2 œufs cuits en omelette
- Choux de Bruxelles poêlés sans matière grasse
- 1 yaourt nature 0 % de matière grasse
- 250 g de fraises

Jour 21

Petit déjeuner

- Café, thé ou infusion sans sucre
- 30 g de pain complet
- 10 g de beurre
- 100 g de fromage blanc nature 0 % de matière grasse
- 1 pomme

Déjeuner

- Carottes râpées et chou blanc émincé en vinaigrette avec 1 CC d'huile
- 1 côte de porc poêlée sans matière grasse
- Endives braisées sans matière grasse
- 30 g de bûche de chèvre
- 15 g de pain complet
- ¼ d'ananas frais

Dîner

- Poêlée sans matière grasse de riz (150 g) et haricots rouges (100 g)
- Tomates rôties au four à l'ail et aux herbes de Provence
- 2 petits-suisses nature 0 % de matière grasse
- ½ mangue

Jour 22

Petit déjeuner

- Café, thé ou infusion sans sucre
- 30 g de pain complet
- 10 g de beurre
- 100 g de fromage blanc nature 0 % de matière grasse
- 150 ml de pur jus de fruits

Déjeuner

- Radis noir râpé en vinaigrette avec 1 CC d'huile
- Calamars poêlés sans matière grasse à l'ail et au coulis de tomates
- 100 g (poids cuit) de tagliatelles et épinards à l'ail
- 1 yaourt nature 0 % de matière grasse
- 100 g de compote de fruits sans sucres ajoutés

Dîner

- Blanc de poulet au citron et au thym, cuit en papillote sans matière grasse
- Endives vapeur
- 30 g de camembert
- 15 g de pain complet
- 1 orange

Jour 23

Petit déjeuner

- Café, thé ou infusion sans sucre
- 30 g de pain complet
- 10 g de beurre
- 2 petits-suisses nature 0 % de matière grasse
- 2 kiwis

Déjeuner

- ½ pomelo
- 1 filet de colin vapeur sans matière grasse au jus de citron et ciboulette
- Écrasé de carottes persillé avec 1 CS de crème fraîche entière
- 20 g de comté
- 15 g de pain
- 1 poire

Dîner

- 2 œufs au plat cuits sans matière grasse
- Pois gourmands sautés sans matière grasse à l'échalote
- 100 g (poids cuit) de semoule de blé cuite sans matière grasse
- 2 petits-suisses nature 0 % de matière grasse
- 100 g de compote de fruits sans sucres ajoutés

Jour 24

Petit déjeuner

- Café, thé ou infusion sans sucre
- 30 g de pain complet
- 10 g de beurre
- 100 g de fromage blanc nature 0 % de matière grasse
- Carpaccio d'oranges à la cannelle

Déjeuner

- Salade composée avec 100 g de gésiers de volaille, 125 g de dés pommes de terre, radis en rondelles et salade verte, 20 g dc copeaux de parmesan, vinaigrette avec 1 CC d'huile
- 40 g de pain
- 1 mandarine

Dîner

- 70 g de filets de maquereaux en marinade sans huile
- Fondue de poireaux vapeur safranée sans matière grasse, 1 CC de crème
- 2 petits-suisses nature 0 % de matière grasse
- 100 g de compote de fruits sans sucres ajoutés
- 15 g de pain

Jour 25

Petit déjeuner

- Café, thé ou infusion sans sucre
- 30 g de pain complet
- 10 g de beurre
- 1 yaourt nature 0 % de matière grasse
- 150 ml de jus de fruits 100 % pur jus sans sucres ajoutés

Déjeuner

- Carottes râpées en vinaigrette avec 1 CC d'huile
- 130 g de jambon blanc découenné dégraissé
- Haricots verts aillés braisés au jus sans matière grasse
- 30 g de camembert
- 15 g de pain
- 100 g de compote de fruits sans sucres ajoutés

Dîner

- Légumes pour ratatouille poêlés avec 1 CC d'huile
- 150 g de semoule (poids cuit) et 100 g de pois chiches (poids cuit), cuits sans matière grasse
- 100 g de fromage blanc nature 0 % de matière grasse
- 1 pomme

Jour 26

Petit déjeuner

- Café, thé ou infusion sans sucre
- 30 g de pain complet
- 10 g de beurre
- 1 yaourt nature 0 % de matière grasse
- 150 ml de jus de fruits 100 % pur jus sans sucres ajoutés

Déjeuner

- Salade verte, 100 g (poids cuit) de lentilles, tomates, 125 g de thon au naturel, vinaigrette avec 1 CC d'huile et échalotes émincées
- 2 petits-suisses nature 0 % de matière grasse
- 250 g de fraises

Dîner

- 1 bol de soupe de tomates
- 30 g de feta
- 15 g de pain en croûtons
- Pois gourmands poêlés avec 1 CC d'huile avec 125 g de filet de bacon émincé
- 1 pomelo

Jour 27

Petit déjeuner

- Café, thé ou infusion sans sucre
- 30 g de pain complet
- 10 g de beurre
- 1 yaourt nature 0 % de matière grasse
- 150 ml de jus de fruits 100 % pur jus sans sucres ajoutés

Déjeuner

- Mâche et 30 g de gouda en dés avec 1 CC d'huile
- Filet de poulet aux fines herbes grillé sans matière grasse
- Endives braisées au jus sans matière grasse
- 1 orange
- 15 g de pain

Dîner

- 80 g de saumon fumé et jus de citron
- Poireaux vapeur, 1 CC de crème
- 185 g de pommes de terre persillées sautées sans matière grasse
- 2 petits-suisses nature 0 % de matière grasse
- 2 fruits de la passion

Jour 28

Petit déjeuner

- Café, thé ou infusion sans sucre
- 30 g de pain complet
- 10 g de beurre
- 2 petits-suisses nature 0 % de matière grasse
- 2 kiwis

Déjeuner

- Salade d'endives en vinaigrette avec 1 CC d'huile
- 125 g de rosbif avec 1 CS de moutarde
- 100 g (poids cuit) de farfalles et poivrons grillés
- 100 g de fromage blanc nature 0 % de matière grasse
- 100 g de compote de fruits sans sucres ajoutés

Dîner

- Roquette, tomates cerises, carottes et céleri râpé
- 90 g de viande des Grisons en vinaigrette
avec 1 CC d'huile
- 30 g de bûche de chèvre
- 15 g de pain complet
- 250 g de fraises

Jour 29

Petit déjeuner

- Café, thé ou infusion sans sucre
- 30 g de pain complet
- 10 g de beurre
- 150 ml de lait écrémé
- 1 pomelo

Déjeuner

- Céleri-rave râpé, tomates, 100 g maïs
- 2 œufs durs en vinaigrette avec 1 CC d'huile
- 1 yaourt nature 0 % de matière grasse
- 1 orange

Dîner

- 2 tranches de rôti de dinde
- Champignons persillés poêlés sans matière grasse avec 1 CC d'huile
- 40 g de fromage frais
- 15 g de pain
- 100 g de compote de fruits sans sucres ajoutés

Jour 30

Petit déjeuner

- Café, thé ou infusion sans sucre
- 30 g de pain complet
- 10 g de beurre
- 1 yaourt nature 0 % de matière grasse
- 150 ml de pur jus de fruit

Déjeuner

- Radis à la croque avec 5 g de beurre
- 1 darne de cabillaud en papillote
- Julienne de légumes vapeur
- 30 g de brie
- 15 g de pain
- 1 mandarine

Dîner

- 150 g d'escalope de dinde à la crème
- Haricots beurre vapeur et 100 g de flageolets
- 1 yaourt nature 0 % de matière grasse
- 100 g égouttés de fruits au sirop

Jour 31

Petit déjeuner

- Café, thé ou infusion sans sucre
- 30 g de pain complet
- 10 g de beurre
- 1 yaourt nature 0 % de matière grasse
- 1 pomme

Déjeuner

- Salade verte et 2 œufs durs, vinaigrette
avec 1 CC d'huile
- Salsifis sautés au thym sans matière grasse,
avec 125 g de pommes de terre
- 100 g de fromage blanc nature 0 % de matière grasse
- 100 g de compote de fruits sans sucres ajoutés

Dîner

- 1 cuisse de poulet sans la peau, rôtie sans matière grasse
- Purée de céleri-rave
- 30 g de bûche de chèvre
- 15 g de pain
- ½ mangue

Jour 32

Petit déjeuner

- Café, thé ou infusion sans sucre
- 30 g de pain complet
- 10 g de beurre
- 150 ml de lait écrémé
- 1 poire

Déjeuner

- Radis noir râpé avec 1 CC de crème citronnée
- 250 g poids cuit de quinoa à l'ail
- Rondelles de carottes au jus
- 100 g de fromage blanc nature 0 % de matière grasse
- 1 pomme

Dîner

- 1 steak haché de bœuf à 5 % de matière grasse, grillé sans matière grasse
- Petits pois poêlés sans matière grasse à l'ail et aux fines herbes, 5 g de beurre
- 30 g de camembert
- 15 g de pain
- 1 petite banane

Jour 33

Petit déjeuner

- Café, thé ou infusion sans sucre
- 30 g de pain complet
- 10 g de beurre
- 100 g de fromage blanc nature 0 % de matière grasse
- 1 mandarine

Déjeuner

- 2 œufs mollets
- Blancs de poireaux froids cuits en vinaigrette
avec 1 CC d'huile
- 125 g de pommes de terre vapeur
- 1 yaourt nature 0 % de matière grasse
- 100 g de compote de fruits sans sucres ajoutés

Dîner

- 1 filet de flétan au jus de citron, 1 CC de crème
- Fenouil braisé
- 30 g de bûche de chèvre
- 15 g de pain
- ½ mangue

Jour 34

Petit déjeuner

- Café, thé ou infusion sans sucre
- 30 g de pain complet
- 10 g de beurre
- 1 yaourt nature 0 % de matière grasse
- 1 pomme

Déjeuner

- Tomates en vinaigrette avec 1 CC d'huile
- Moules au court-bouillon
- Julienne de légumes
- 30 g de brie
- 15 g de pain
- 1 poire

Dîner

- 250 g (poids cuit) de quinoa et coulis de tomates
- Poivrons grillés à l'ail
- 100 g de fromage blanc nature 0 % de matière grasse
- 2 kiwis

Jour 35

Petit déjeuner

- Café, thé ou infusion sans sucre
- 30 g de pain complet
- 10 g de beurre
- 100 g de fromage blanc nature 0 % de matière grasse
- ½ pamplemousse avec 1 CC de sucre

Déjeuner

- Carottes râpées en vinaigrette avec 1 CC d'huile
- 1 cuisse de lapin rôtie aux herbes de Provence
- Ratatouille
- 100 g (poids cuit) de polenta sans matière grasse
- 1 pomme

Dîner

- Courgettes poêlées au curcuma avec 1 CC d'huile et 125 g de filet de bacon émincé
- 40 g de chèvre frais
- 15 g de pain
- 100 g de compote de fruits sans sucres ajoutés

Jour 36

Petit déjeuner

- Café, thé ou infusion sans sucre
- 30 g de pain complet
- 10 g de beurre
- 100 g de fromage blanc nature 0 % de matière grasse
- 2 kiwis

Déjeuner

- Dés de concombre au thon, vinaigrette avec 1 CC d'huile
- Navets rôtis
- 100 g de patates douces rôties
- 1 yaourt nature 0 % de matière grasse
- 100 g égouttés de fruits au sirop

Dîner

- 160 g de crevettes sautées au persil sans matière grasse
- Blettes poêlées sans matière grasse à l'ail et au persil, 1 CC de crème
- 30 g de bûche de chèvre
- 15 g de pain
- 100 g de compote de fruits sans sucres ajoutés

Jour 37

Petit déjeuner

- Café, thé ou infusion sans sucre
- 30 g de pain complet
- 10 g de beurre
- 1 yaourt nature 0 % de matière grasse
- 1 petite banane

Déjeuner

- Salade verte en vinaigrette avec 1 CC d'huile
- 1 côte de veau grillée au curcuma sans matière grasse
- 100 g de flageolets et haricots verts cuits sans matière grasse, à l'ail et au persil
- 1 yaourt nature 0 % de matière grasse
- 1 poire

Dîner

- 130 g de jambon de dinde
- Potage de légumes sans féculents ni matière grasse avec 1 CC de crème
- 25 g de roquefort
- 15 g de pain
- 250 g de fraises

Jour 38

Petit déjeuner

- Café, thé ou infusion sans sucre
- 30 g de pain complet
- 10 g de beurre
- 1 yaourt nature 0 % de matière grasse
- 1 pomme

Déjeuner

- Céleri-rave râpé en vinaigrette avec 1 CC d'huile
- 150 g de blanc de poulet grillé sans matière grasse
- 140 g de petits pois
- 40 g de chèvre frais
- 15 g de pain
- 2 kiwis

Dîner

- 1 truite entière rôtie sans matière grasse
- Chou-fleur vapeur au curry avec 1 CC de crème
- 125 g de pommes de terre
- 100 g de fromage blanc nature 0 % de matière grasse
- 100 g de compote de pommes sans sucres ajoutés

Jour 39

Petit déjeuner

- Café, thé ou infusion sans sucre
- 30 g de pain complet
- 10 g de beurre
- 1 yaourt nature 0 % de matière grasse
- 1 pomelo

Déjeuner

- 100 g de gésiers dégraissés
- 100 g de petites pâtes et tomates cerises, roquette,
- 30 g de mozzarella
- Vinaigrette avec 1 CC d'huile
- 1 petite banane

Dîner

- 2 œufs à la coque, 15 g de pain et 5 g de beurre
- Salsifis braisés sans matière grasse
- 100 g de fromage blanc nature 0 % de matière grasse
- 100 g de compote de fruits sans sucres ajoutés

Jour 40

Petit déjeuner

- Café, thé ou infusion sans sucre
- 30 g de pain complet
- 10 g de beurre
- 100 g de fromage blanc nature 0 % de matière grasse
- 150 ml de pur jus de fruit

Déjeuner

- 80 g de filets de sardines en marinade sans huile
- Purée de carottes au cumin cuites sans matière grasse, avec 20 g d'emmental râpé
- 40 g de pain complet
- 2 prunes

Dîner

- Potage de légumes sans féculents ni matière grasse avec 1 CC de crème
- 130 g de jambon
- Salade verte et vinaigrette avec 1 CC d'huile
- 100 g de fromage blanc nature 0 % de matière grasse
- 1 pomme

Jour 41

Petit déjeuner

- Café, thé ou infusion sans sucre
- 30 g de pain complet
- 10 g de beurre
- 1 yaourt nature 0 % de matière grasse
- 1 petite banane

Déjeuner

- Mâche et raisins secs en vinaigrette avec 1 CC d'huile
- 2 œufs mollets
- Ratatouille cuite sans matière grasse au basilic,
avec 100 g (poids cuit) de pois chiches
- 100 g de fromage blanc nature 0 % de matière grasse

Dîner

- Calamars sautés au coulis de tomates avec 1 CC d'huile
- Pousses de soja à l'ail poêlées sans matière grasse
- 40 g de chèvre frais
- 15 g de pain
- 2 kiwis

Jour 42

Petit déjeuner

- Café, thé ou infusion sans sucre
- 30 g de pain complet
- 1 CS de miel
- 100 g de fromage blanc nature 0 % de matière grasse
- 150 ml de pur jus de fruit

Déjeuner

- Concombre en rondelles au basilic avec 1 CC d'huile
- 125 g de filet mignon cuit sans matière grasse à la moutarde à l'ancienne
- Endives braisées sans matière grasse au bouillon de volaille dégraissé
- 30 g de camembert
- 15 g de pain
- 100 g de compote de fruits sans sucres ajoutés

Dîner

- 70 g net égouttés de filets de maquereaux en marinade sans huile
- Carottes râpées et chou blanc râpé, vinaigrette avec 1 CC d'huile
- 100 g de fromage blanc nature 0 % de matière grasse
- 1 poire

Jour 43

Petit déjeuner

- Café, thé ou infusion sans sucre
- 30 g de pain complet
- 10 g de beurre
- 1 yaourt nature 0 % de matière grasse
- 1 pomme

Déjeuner

- Champignons de Paris émincés à la ciboulette
et jus de citron, 1 CC d'huile
- 100 g de foies de volaille poêlé sans matière grasse
- Haricots verts à l'ail poêlés sans matière grasse
- 100 g de fromage blanc nature 0 % de matière grasse
- 1 petite banane

Dîner

- 125 g de carpaccio de bœuf, câpres et 20 g de parmesan
- Betteraves rouges, roquette et 100 g de fèves, vinaigrette
avec 1 CC d'huile
- 110 g d'oreillons de pêches au sirop léger

Jour 44

Petit déjeuner

- Café, thé ou infusion sans sucre
- 30 g de pain complet
- 10 g de beurre
- 1 yaourt nature 0 % de matière grasse
- 1 petite banane

Déjeuner

- Salade d'endives émincées, tomates, raisins secs, 30 g de feta, vinaigrette avec 1 CC d'huile
- 100 g de jambon cru dégraissé
- 40 g de pain complet

Dîner

- Potage de légumes sans féculents ni matière grasse, avec 15 g de pain en croûtons
- 2 œufs au plat au persil, cuits sans matière grasse
- 100 g de fromage blanc nature 0 % de matière grasse
- 250 g de mélange de fruits rouges à la cannelle

Jour 45

Petit déjeuner

- Café, thé ou infusion sans sucre
- 30 g de pain complet
- 10 g de beurre
- 1 yaourt nature 0 % de matière grasse
- 1 orange

Déjeuner

- 1 pavé de lieu cuit en papillote, au jus de citron
- Fondue de poireaux safranée
- 20 g de comté
- 15 g de pain complet
- 1 pomme

Dîner

- Salade verte en vinaigrette avec 1 CC d'huile
- 100 g (poids cuit) de pâtes à la bolognaise maison
(125 g de steak à 5 % de matière grasse, coulis de tomates)
- 100 g de fromage blanc nature 0 % de matière grasse
- 100 g de compote de fruits sans sucres ajoutés

Jour 46

Petit déjeuner

- Café, thé ou infusion sans sucre
- 30 g de pain complet
- 10 g de beurre
- 1 yaourt nature 0 % de matière grasse
- 150 ml de pur jus d'orange

Déjeuner

- Jeunes pousses en vinaigrette avec 1 CC d'huile
- 125 g de cuisse de dinde rôtie au paprika
- Haricots verts vapeur
- 30 g de saint-nectaire
- 15 g de pain
- 1 mandarine

Dîner

- 2 tranches de jambon de poulet
- Brocolis et pommes de terre vapeur, 1 CC de crème
- 1 yaourt nature 0 % de matière grasse
- 110 g de litchis au sirop léger

Jour 47

Petit déjeuner

- Café, thé ou infusion sans sucre
- 30 g de pain complet
- 10 g de beurre
- 100 g de fromage blanc nature 0 % de matière grasse
- 1 petite banane

Déjeuner

- 100 g de lentilles en vinaigrette avec 1 CC d'huile
- 3 petites sardines en marinade sans huile
- Poivrons grillés au four sans matière grasse
avec 20 g de mozzarella
- 100 g de compote de fruits sans sucres ajoutés

Dîner

- 1 bol de soupe de tomates, 15 g de pain en croûtons
- Aubergines poêlées sans matière grasse
avec 100 g de viande hachée de bœuf à 5 % de matière grasse, coulis de tomates
- 100 g de fromage blanc nature 0 % de matière grasse
- 2 fruits de la Passion

Jour 48

Petit déjeuner

- Café, thé ou infusion sans sucre
- 30 g de pain complet
- 1 CS de miel
- 1 yaourt nature 0 % de matière grasse
- 100 g de compote de fruits sans sucres ajoutés

Déjeuner

- 2 côtelettes d'agneau grillées
- Légumes pour couscous vapeur
- 100 g (poids cuit) de semoule de couscous, 5 g de beurre
- 100 g de fromage blanc nature 0 % de matière grasse
- 1 orange

Dîner

- 120 g de betteraves cuites en vinaigrette
avec 1 CC d'huile
- 2 œufs cuits en omelette
- Choux de Bruxelles poêlés sans matière grasse
- 1 yaourt nature 0 % de matière grasse
- 2 prunes

Jour 49

Petit déjeuner

- Café, thé ou infusion sans sucre
- 30 g de pain complet
- 10 g de beurre
- 100 g de fromage blanc nature 0 % de matière grasse
- 1 pomme

Déjeuner

- Carottes râpées et chou blanc émincé en vinaigrette avec 1 CC d'huile
- 1 côte de porc poêlée sans matière grasse
- Julienne de légumes vapeur
- 30 g de bûche de chèvre
- 15 g de pain complet
- ¼ d'ananas frais

Dîner

- Poêlée de pâtes (150 g) et haricots rouges (100 g), sans matière grasse
- Tomates rôties au four à l'ail et aux herbes de Provence
- 2 petits-suisses nature 0 % de matière grasse
- ½ mangue

Jour 50

Petit déjeuner

- Café, thé ou infusion sans sucre
- 30 g de pain complet
- 10 g de beurre
- 100 g de fromage blanc nature 0 % de matière grasse
- 150 ml de pur jus de fruits

Déjeuner

- Radis noir râpé en rondelles, 1 CC de crème citronnée
- 125 g de pavé de saumon grillé à la sauce soja
- 100 g (poids cuit) dc patates douces
et épinards vapeur à l'ail
- 1 yaourt nature 0 % de matière grasse
- 100 g de compote de fruits sans sucres ajoutés

Dîner

- Blanc de poulet à la moutarde en papillote, sans matière grasse
- Carottes et céleri-rave rôtis au four avec 1 CC d'huile
- 30 g de camembert
- 15 g de pain complet
- 1 pomme

RÉGIME EXPRESS SUR 2 SEMAINES

Voici 14 jours de menus pour accélérer la perte de poids ; ce régime est plus difficile mais ses résultats sont plus rapides.

Les consignes générales sont les mêmes que pour les menus simples proposés dans la section précédente.

Une quantité de protéines approximative a été proposée pour la plupart des repas : je suis moins à cheval, pour ce type de régime, sur la quantité consommée de viande, d'œufs et de poisson. En cas de sensation de faim, on peut élever cette quantité ce qui améliorera la satiété, sans grand risque pour la perte de poids et pour la santé. Ces aliments contiennent une faible quantité de matière grasse, et celle-ci par ailleurs un paramètre sur lequel il est facile d'agir pour tenir une réduction calorique, sans altérer le reste du repas.

On peut, dans cette formule également, modifier comme on le souhaite l'ordre des jours, ainsi que celui des repas : le déjeuner ou le dîner prévus sur une certaine journée peuvent être pris sur une autre journée.

Enfin, il n'est pas raisonnable de suivre ce régime sur une période qui excède deux semaines pour éviter le risque de carences. Voilà pourquoi vous disposez de 14 jours de menus et de repas.

Précision importante

On peut également intercaler deux ou trois jours de ce régime dans la formule de régimes précédente. Cette solution intermédiaire, rassurante, peut être plus facile à mettre en œuvre et permettre d'accélérer le régime lorsque le poids stagne. C'est également une façon de se remotiver suite à une déception qui peut apparaître lorsque l'on constate une absence de résultats immédiats.

En cas de fatigue, n'hésitez pas à demander à votre pharmacien une cure de vitamines et de magnésium.

LES MENUS

Jour 1

Petit déjeuner

- Café, thé ou infusion sans sucre
- 1 petit pot de fromage blanc
- 1 pêche

Déjeuner

- Carottes râpées avec 1 CC d'huile au choix
- 2 à 3 œufs au plat
- Dés de courgettes sautés au basilic
- 1 yaourt nature

Dîner

- 100 g de filets de sardines en marinade sans huile
- Fonds d'artichauts sautés à l'ail
- 1 skyr nature

Jour 2

Petit déjeuner

- Café, thé ou infusion sans sucre
- 1 yaourt nature
- 250 g de fraises

Déjeuner

- 1/2 avocat au jus de citron
- 1 steak haché de bœuf à 5 % de matière grasse grillé sans matière grasse
- Haricots verts poêlés au coulis de tomates
- 1 petit pot de fromage blanc

Dîner

- Salade de pâtes complètes (100 g, poids cuit) et lentilles (50 g, poids cuit) aux poivrons et jus de citron
- 1 skyr nature

Jour 3

Petit déjeuner

- Café, thé ou infusion sans sucre
- 1 petit pot de fromage blanc
- 1 petite mangue

Déjeuner

- 1/2 avocat au jus de citron
- 125 g de pavé de saumon vapeur
- Tomates cuites au four aux herbes de Provence
- 1 yaourt nature

Dîner

- 2 à 3 œufs pochés
- Salade de courgettes râpées au jus de citron
- 1 petit pot de fromage blanc

Jour 4

Petit déjeuner

- Café, thé ou infusion sans sucre
- 1 yaourt nature
- 1 pêche

Déjeuner

- Salade de concombre avec 1 CC d'huile au choix
- 125 g de rôti de porc cuit au four sans matière grasse, avec 1 CS de moutarde
- Écrasé de fonds d'artichauts à la ciboulette
- 1 skyr nature

Dîner

- 150 g de blanc de poulet cuit à la vapeur
- Petits pois braisés au jus
- 1 petit pot de fromage blanc

Jour 5

Petit déjeuner

- Café, thé ou infusion sans sucre
- 1 petit pot de fromage blanc
- 250 g de fraises

Déjeuner

- Carottes râpées avec 1 CC d'huile au choix
- 2 à 3 œufs sur le plat, cuits sans matière grasse
- Poêlée de poivrons au coulis de tomates
- 1 skyr nature

Dîner

- Salade composée : tomates, pâtes complètes (100 g, poids cuit), lentilles (50 g, poids cuit), basilic et vinaigre, sans huile
- 1 yaourt nature

Jour 6

Petit déjeuner

- Café, thé ou infusion sans sucre
- 1 yaourt nature
- 1 petite mangue

Déjeuner

- Salade de concombre avec 1 CC d'huile au choix
- 1 steak haché à 5 % de matière grasse, grillé sans matière grasse
- Haricots verts sautés à l'ail sans matière grasse
- 1 petit pot de fromage blanc

Dîner

- 125 g de pavé de saumon émietté en salade
- Purée de courgettes aillée et persillée
- 1 skyr nature

Jour 7

Petit déjeuner

- Café, thé ou infusion sans sucre
- 1 petit pot de fromage blanc
- 1 pêche

Déjeuner

- Laitue, tomate et dés de poivrons avec 1 CC d'huile au choix
- 125 g de rôti de porc froid
- 1 skyr nature

Dîner

- 150 g de dés de poulet sautés au cumin
- Petits pois braisés au jus
- 1 yaourt nature

Jour 8

Petit déjeuner

- Café, thé ou infusion sans sucre
- 1 petit pot de fromage blanc
- ¼ de melon

Déjeuner

- Tomates en salade avec 1 CC d'huile au choix
- 1 escalope de dinde grillée environ 150 g
- Fenouil grillé au four aux graines de cumin
- 1 yaourt nature

Dîner

- Filet de colin en papillote et échalote
- Asperges vapeur à la noix de muscade
- 1 skyr nature

Jour 9

Petit déjeuner

- Café, thé ou infusion sans sucre
- 1 yaourt nature
- 1 nectarine

Déjeuner

- Laitue avec 1 CC d'huile au choix
- 1 pavé de rumsteck grillé, environ 150 g
- Fleurettes de brocolis au curry
- 1 petit pot de fromage blanc

Dîner

- Poêlée de quinoa (150 g, poids cuit), champignons et dés de tomates
- 1 skyr nature

Jour 10

Petit déjeuner

- Café, thé ou infusion sans sucre
- 1 petit pot de fromage blanc
- ¼ de melon

Déjeuner

- Salade de champignons avec 1 CC d'huile au choix
- 2 à 3 œufs pochés
- Fondue de fenouil
- 1 yaourt nature

Dîner

- 100 g de filets de maquereau vin blanc
- Purée d'aubergines et cumin
- 1 petit pot de fromage blanc

Jour 11

Petit déjeuner

- Café, thé ou infusion sans sucre
- 1 yaourt nature
- 1 nectarine

Déjeuner

- Tomates en salade avec 1 CC d'huile au choix
- 2 tranches de jambon blanc cuit supérieur
- Purée de brocolis
- 1 skyr nature

Dîner

- 1 escalope de dinde grillée environ 150 g
- Julienne de légumes vapeur persillée
- 1 petit pot de fromage blanc

Jour 12

Petit déjeuner

- Café, thé ou infusion sans sucre
- 1 petit pot de fromage blanc
- ¼ de melon

Déjeuner

- Asperges avec 1 CC d'huile au choix
- Poêlée de tomates au basilic avec 2 œufs cassés
- 1 skyr nature

Dîner

- 150 g de filets de maquereau vin blanc
- Poêlée de champignons aillée et persillée
- 1 yaourt nature

Jour 13

Petit déjeuner

- Café, thé ou infusion sans sucre
- 1 yaourt nature
- ¼ de melon

Déjeuner

- Laitue avec 1 CC d'huile au choix
- 2 tranches de jambon blanc cuit supérieur
- Aubergines grillées au four aux herbes de Provence
- 1 petit pot de fromage blanc

Dîner

- Salade de quinoa (150 g, poids cuit), tomate et fenouil émincé au jus de citron
- 1 skyr nature

Jour 14

Petit déjeuner

- Café, thé ou infusion sans sucre
- 1 petit pot de fromage blanc
- 1 nectarine

Déjeuner

- Salade de fenouil avec 1 CC d'huile au choix
- 1 pavé de rumsteck grillé à la moutarde, environ 150 g
- Julienne de légumes
- 1 skyr nature

Dîner

- 2 à 3 œufs durs
- Poêlée d'asperges au paprika
- 1 yaourt nature

RÉGIME SANS SUCRE SUR 15 JOURS

Il peut être intéressant de pratiquer des régimes sans sucre ou presque, notamment chez ceux qui présentent une résistance à l'insuline. Il est utile par exemple de suivre ce régime en cas de stagnation du poids, avant de passer à un régime plus restrictif. L'idéal, dans ce cas, reste d'alterner ce régime avec le régime simple, en faisant 15 jours de l'un et 15 jours de l'autre.

On peut décider de supprimer de façon radicale les sucres simples, mais il est important dans ce cas de veiller à conserver le plaisir de manger, ainsi qu'un niveau calorique suffisant pour couvrir l'ensemble des besoins du corps. Voilà pourquoi, dans ce cadre, il est conseillé de cuisiner un peu plus que dans les autres régimes, afin de rendre agréables les repas. Au petit déjeuner, on conserve un peu de pain ainsi qu'un fruit, et pour les autres repas les rations de légumes et de crudités ne doivent pas être trop faibles : l'objectif est d'intégrer une dose de glucides qui soit la plus petite possible, mais qui reste néanmoins suffisante pour ne pas que le régime devienne trop fatiguant. La quantité des protéines est un peu plus élevée que d'habitude afin d'éviter la sensation de faim, mais on ne peut pas suivre ce régime si on a une insuffisance rénale ou hépatique.

Les menus des deux précédentes formules peuvent être intercalés dans le régime suivant. Il est important de préciser que ce régime ne doit être suivi que par ceux possédant une bonne résistance à l'insuline.

Les menus

Les personnes qui ne prennent pas de petit déjeuner peuvent consommer les aliments prévus pour ce repas plus tard dans la journée, lors d'une collation par exemple. L'eau peut être bue à volonté ainsi que des boissons sans sucre. Des sodas light peuvent être consommés de temps en temps.

Au petit déjeuner

- 1 boisson chaude (café, thé, infusions) sans sucre
- 30 à 40 g de pain + 10 g de beurre ou 25 g de fromage
- 1 produit laitier maigre (yaourt ou fromage blanc). On peut également consommer des produits végétaux, à base de soja par exemple... à condition qu'ils ne soient pas aromatisés.
- 1 fruit de taille moyenne[1].

1 Le fruit peut être pris à un autre moment de la journée, dans la matinée notamment, lors d'un des deux repas ou en collation l'après-midi.

Menu 1

- Tartare de radis (50 g) (voir p. 183) au fromage frais (50 g) et ciboulette
- Thon grillé aux herbes (200 g)
- Ratatouille (150 g) à l'huile d'olive

Menu 2

- Brochettes rôties de tomates cerises (50 g) et billes de mozzarella (40 g) (voir p. 183), vinaigre balsamique
- Escalope de veau grillée (125 g) à la crème (1 à 2 CC)
- 150 g de blettes à la provençale

Menu 3

- ½ avocat aux crevettes, avec mayonnaise montée à l'huile de colza (voir p. 184)
- Brochette de bœuf (150 g) épicé aux brocolis (voir p. 184)
- 2 portions de Vache qui rit aux graines de cumin

Menu 4

- Potage à l'oseille (200 ml) avec 1 ou 2 CS de crème fraîche
- Rôti de porc Orloff (voir p. 185)
- Haricots verts à l'ail (100 g)

Menu 5

- Brochettes de Saint-Jacques (voir p. 186) (200 g)
- Fondue de poireaux (150 g) à la crème safranée (1 à 2 CS)
- 40 g de brie de Melun rôti sur lit de mâche (50 g)

Menu 6

- Salade d'endives (voir p. 186) (75 g) au roquefort (40 g) et noix (15 g)
- 150 g de jarret
- Choucroute (125 g)

Menu 7

- Tartare de courgettes (voir p. 186) au jambon et fromage ail et fines herbes
- Pavé de saumon cuit à l'unilatérale (150 g)
- Épinards (150 g) à la crème (1 à 2 CS)

Menu 8

- Tournedos Rossini (150 g de bœuf + 1 tranche de foie gras de 40 g)
- Duo de haricots verts/haricots beurre à l'ail (150 g)
- Chèvre rôti (40 g) sur lit de jeunes pousses (50 g)

Menu 9

- Soupe épicée de courgette et carotte à l'huile d'olive (5 g) et harissa (200 ml) (voir p. 187)
- Omelette (3 œufs) au bacon (50 g) et champignons (50 g) + 5 g d'huile d'olive (voir p. 187)
- 40 g d'emmental

Menu 10

- Bâtonnets de crudités (200 g) + 1 à 2 CS de mayonnaise montée à l'huile de colza ou d'olive

- Moules marinières (200 g décortiquées) (voir p. 188)
- 2 portions de La Vache qui rit

Menu 11

- Tomate farcie (100 g) à la chair de crabe (100 g) (voir p. 189) + 1 à CS de mayonnaise montée à l'huile de colza ou d'olive
- 2 tranches de jambon blanc découenné dégraissé
- Purée de pâtisson au cumin (100 g)
- 40 g de munster

Menu 12

- Mâche (50 g) aux pignons grillés (15 g) avec viande des Grisons (75 g) et vinaigrette comprenant 1 CS d'huile de colza
- Hamburger de tomate (voir p. 189)

Menu 13

- Céleri rémoulade (50 g) (voir p. 190) + 1 à 2 CS de mayonnaise montée à l'huile de colza ou d'olive
- Crevettes (200 g) poêlées (avec 10 g de margarine) au curry et chou chinois braisé (150 g)
- 40 g de camembert

Menu 14

- Salade verte iceberg (50 g) + vinaigrette avec 1 CS d'huile de colza

- Lasagnes de légumes (voir p. 191) + 200 g de viande hachée à 5 %
- 1 yaourt nature au lait entier

Menu 15

- Raclette (70 g de fromage à raclette) avec assortiment de charcuteries comprenant du jambon, de la bresaola, de la viande des Grisons et du bacon (200 g en tout)
- Rondelles de courgettes vapeur (200 g)

Menu 16

- Roulade de jambon au coleslaw mayonnaise (voir p. 192)
- Brochettes de cabillaud (150 g) au curry
- Fondue de poireaux (100 g)
- 2 petits suisses à 40 %

Menu 17

- Cuisse de lapin rôtie (150 g)
- Endives braisées (150 g)
- 40 g de brie sur lit de jeunes pousses (50 g) avec vinaigrette à l'huile de noix

Menu 18

- Radis râpé (50 g) au fromage blanc 40 % salé, poivré avec ciboulette
- Escalope de veau grillée (200 g)
- Mélange forestier (150 g) avec 1 CS d'huile d'olive

Menu 19

- Potage de poireaux avec nage de moules safranées (100 g) (voir p. 192)
- 100 g de tranches de viande des Grisons
- Courgette (100 g) en papillote avec crème fraîche à la ciboulette (1 à 2 CS)
- 2 portions de La Vache qui rit

Menu 20

- 2 œufs durs à la mayonnaise (1 CS)
- Paupiettes de sole farcies aux champignons (150 g) (voir p. 193)
- Mélange de jeunes pousses (50 g) aux copeaux de parmesan (40 g)

Menu 21

- Saumon fumé (100 g)
- Salade de noix de Saint-Jacques (100 g) sur lit de mesclun (50 g) et pointes d'asperges (150 g), vinaigrette à l'huile de noix et vinaigre de framboise
- 40 g de mi-chèvre

Menu 22

- Gratin d'aubergines (150 g) au bœuf haché (200 g) avec sauce tomate et parmesan (40 g)
- Roquette (50 g) + vinaigrette avec 1 CS d'huile de noix

Menu 23

- Soupe de poisson (200 ml)
- Omelette (3 œufs) aux champignons (50 g) et ciboulette
- Tomate provençale (150 g) (voir p. 194) avec 1 CS d'huile de d'olive
- 40 g de brie

Menu 24

- Bouchées de jambon roulé au fromage ail et fines herbes (voir p. 194) sur un lit de salade verte
- Carpaccio de saumon à l'huile d'olive (voir p. 194)
- Tartare de tomate-concombre à la menthe (voir p. 195)

Menu 25

- Crevettes bouquet (100 g) avec 1 CS de mayonnaise montée à l'huile de colza
- Brochette de poulet (100 g) au curry
- Brochette de légumes du soleil aux billes de mozzarella (voir p. 195)

Menu 26

- Salade niçoise (voir p. 196), vinaigrette à l'huile d'olive
- Chèvre chaud (40 g) sur rondelle de courgette (50 g)

Menu 27

- Choucroute de la mer (voir p. 197)
- 40 g de comté fruité

Menu 28

- Plateau de fruits de mer (huîtres, bulots, tourteau, bigorneaux) + 1 CS de mayonnaise montée à l'huile de colza
- Brie rôti (40 g) en croûte de cumin avec mâche (200 g)

Les recettes

Tartare de radis au fromage frais et ciboulette

Pour 1 personne

Il vous faut :

› *50 g de radis*

› *50 g de fromage type St-Môret®*

› *quelques brins de ciboulette*

› *sel et poivre*

Laver les radis et les couper en tout petits dés. Laver la ciboulette et la ciseler finement.

Saler et poivrer le fromage frais, ajouter la ciboulette, puis mélanger le tout.

Former un dôme dans une assiette et décorer de brins de ciboulette.

Brochette rôtie de tomates cerises et mozzarella

Pour 1 personne

Il vous faut :

› *50 g de tomates cerises*

› *40 g de mozzarella en billes*

- *1 CS de vinaigre balsamique*
- *basilic*

Laver les tomates cerises.

Alterner sur chaque brochette une tomate et une bille de fromage. Saler, poivrer, passer le tout sous le gril du four jusqu'à ce que les brochettes soient dorées.

Arroser de vinaigre et saupoudrer de basilic avant de servir.

Brochette de bœuf épicé aux brocolis

Pour 1 personne

Il vous faut :

- *150 g de rumsteck*
- *50 g de fleurettes de brocolis frais*
- *¼ de gousse d'ail*
- *thym*
- *piment de Cayenne*
- *poivre*
- *1 CS de sauce Maggi®*

Couper le rumsteck en gros dés, les mettre dans un saladier avec l'ail, le thym, le piment, la sauce Maggi® et le poivre. Laisser mariner 30 minutes au frais.

Préchauffer le four à 180 °C. Laver les brocolis et détailler en fleurettes.

Enfiler en alternance sur une pique à brochette les dés de rumsteck et le brocoli, puis enfourner pour 15-20 minutes.

Avocat aux crevettes

Pour 1 personne

Il vous faut :

- *½ avocat bien mûr*
- *50 g de crevettes décortiquées*
- *1 jaune d'œuf*
- *1 CC de moutarde*
- *1 CS d'huile de colza*
- *1 CC de câpres*
- *sel et poivre*

Couper les crevettes en dés, égoutter les câpres.

Monter la mayonnaise. Dans un bol, mélanger le jaune d'œuf et la moutarde, puis fouetter vivement avec une fourchette en ajoutant l'huile au fur et à mesure. Quand la mayonnaise est prise, ajouter les câpres égouttées.

Garnir le demi-avocat de crevettes et napper de mayonnaise.

Rôti de porc Orloff

Pour 1 personne

Il vous faut :

- *150 g de rôti de porc*
- *2 tranches de bacon*
- *40 g de comté*
- *thym*
- *sel et poivre*

Préchauffer le four à 180 °C. Faire des entailles dans le rôti, les farcir de bacon et de fromage. Saler, poivrer, saupoudrer de thym.

Enfourner pour 20 minutes. Servir bien chaud.

Brochette de Saint-Jacques

Pour 1 personne

Il vous faut :

› *150 g de noix de Saint-Jacques*

› *baies roses*

› *sel et poivre*

Préchauffer le four à 180 °C. Enfiler les Saint-Jacques sur une pique à brochette. Saler, poivrer et parsemer de baies roses.

Enfourner pour 10 minutes. Servir bien chaud.

Salade d'endives, roquefort et noix

Pour 1 personne

Il vous faut :

› *75 g d'endives*

› *40 g de roquefort*

› *15 g de cerneaux de noix*

› *vinaigrette*

Laver et émincer finement les endives. Couper le roquefort en dés et concasser les noix.

Dresser les endives sur une assiette, recouvrir de roquefort et de noix, napper de vinaigrette.

Tartare de courgettes, jambon et fromage

Pour 1 personne

Il vous faut :

› *50 g de courgettes*

› *50 g de jambon*

› *2 portions de fromage ail et fines herbes*

Tailler les courgettes et le jambon en petits dés. Mélanger avec le fromage ail et fines herbes.

Présenter sous forme de petits dômes.

Soupe épicée de courgette et carotte

Pour 1 personne

Il vous faut :

› *75 g de courgette*

› *75 g de carotte*

› *1 CC d'huile d'olive*

› *½ CC de harissa*

› *1 pincée de coriandre*

› *1 pincée de cumin*

› *1 gousse d'ail*

› *sel et poivre*

Éplucher la carotte, la courgette et la gousse d'ail. Retirer les graines de la courgette. Couper les légumes en petits dés.

Les faire revenir avec l'huile d'olive dans une casserole. Ajouter 200 ml d'eau, la coriandre et le cumin, saler, poivrer et laisser cuire à feu moyen pendant 15 à 20 min.

Juste avant de servir, ajouter la harissa et bien mélanger.

Omelette au bacon et champignons

Pour 1 personne

Il vous faut :

› *3 œufs*

› *50 g champignons*

› *2 tranches de bacon*

› *herbes de Provence*

- *1 gousse d'ail*
- *5 g d'huile d'olive*
- *sel et poivre*

Laver et émincer les champignons. Les faire cuire 10 minutes à la vapeur.

Couper le bacon en fines lanières. Émincer la gousse d'ail.

Battre les œufs en omelette, ajouter les herbes de Provence, saler, poivrer.

Faire revenir l'ail dans l'huile d'olive. Ajouter les champignons et le bacon dans la poêle, puis les œufs battus.

Moules marinières

Pour 1 personne

Il vous faut :

- *200 g de moules*
- *persil*
- *1 gousse d'ail*
- *1 Kub Or®*

Laver les moules.

Faire revenir la gousse d'ail hachée dans le fond d'une cocotte antiadhésive. Ajouter les moules, le persil et 1 verre de bouillon (faire chauffer un verre d'eau avec le Kub Or® jusqu'à dissolution complète). Couvrir et laisser cuire jusqu'à ce que les moules soient toutes ouvertes.

Servir et déguster bien chaud.

Tomate farcie à la chair de crabe

Pour 1 personne

Il vous faut :

› *1 tomate*

› *100 g de chair de crabe*

› *1 jaune d'œuf*

› *1 CC de moutarde*

› *1 CS d'huile de colza*

› *1 CC de câpres*

› *sel et poivre*

Vider la tomate, saler et laisser dégorger. Égoutter les câpres.

Monter la mayonnaise. Dans un bol, mélanger le jaune d'œuf et la moutarde. Fouetter vivement avec une fourchette en ajoutant l'huile au fur et à mesure. Quand la mayonnaise est bien prise, ajouter les câpres, puis la chair de crabe.

Garnir la tomate de la préparation.

Hamburger de tomate

Pour 1 personne

Il vous faut :

› *1 grosse tomate*

› *1 steak haché de bœuf 5 %*

› *2 toastinettes de fromage*

› *1 CC de moutarde*

› *¼ d'oignon en rondelles*

› *basilic et curry*

› *1 cornichon*

› *sel et poivre*

Couper la tomate en deux et la faire griller sous le gril en veillant à ce qu'elle ne se désagrège pas. Griller également les rondelles d'oignon et la viande.

Badigeonner les moitiés de tomate de moutarde. Parsemer de basilic ciselé, de feuilles de salade émincées et de cornichon en rondelles. Ajouter le steak assaisonné (avec sel, poivre et curry) et les tranches de fromage. Éventuellement, remettre quelques instants au four pour que le fromage fonde légèrement.

Céleri rémoulade

Pour 1 personne

Il vous faut :

› *75 g de céleri*

› *1 jaune d'œuf*

› *1 CC de moutarde*

› *1 CS d'huile de colza*

› *1 brin de persil*

› *sel et poivre*

Laver, éplucher et râper le céleri.

Monter la mayonnaise. Dans un bol, mélanger le jaune d'œuf et la moutarde, puis fouetter vivement avec une fourchette en ajoutant l'huile au fur et à mesure.

Mélanger le céleri et la mayonnaise et décorer d'un brin de persil.

Lasagnes de légumes

Pour 1 personne

Il vous faut :

› *75 g de courgette*

› *75 g d'aubergine*

› *200 g de viande hachée à 5 %*

› *coulis de tomates*

› *½ oignon*

› *5 g de parmesan*

› *basilic*

› *sel et poivre*

Préchauffer le four à 180 °C. Faites revenir le bœuf haché dans une poêle.

Couper les courgettes et les aubergines en lamelles dans le sens de la longueur. Les précuire 2-3 minutes à l'eau bouillante salée ou au micro-ondes.

Émincer l'oignon et le faire revenir à sec dans une poêle antiadhésive. L'ajouter au coulis de tomates, de même que le bœuf haché, le basilic ciselé, le sel et le poivre.

Tapisser un plat à gratin de lamelles de courgette et d'aubergine, saler, poivrer, ajouter un peu de préparation à la viande, un peu de parmesan râpé, poursuivre par un étage de légumes, saler/poivrer, ajouter une couche de préparation à la viande... jusqu'à épuisement des ingrédients. Terminer par une couche de parmesan râpé.

Enfourner pour 25 minutes.

Roulade de jambon au coleslaw

Pour 1 personne

Il vous faut :

› *50 g de chou blanc*

› *50 g de carotte*

› *1 tranche de jambon*

› *1 jaune d'œuf*

› *1 CC de moutarde*

› *1 CS d'huile de colza*

› *sel et poivre*

Laver et émincer le chou. Laver, éplucher et râper la carotte.

Monter la mayonnaise. Dans un bol, mélanger le jaune d'œuf et la moutarde, puis fouetter vivement avec une fourchette en ajoutant l'huile au fur et à mesure.

Mélanger la mayonnaise avec les crudités.

Garnir la tranche de jambon du mélange et rouler. Déguster bien frais.

Potage de poireaux aux moules safranées

Pour 1 personne

Il vous faut :

› *100 g de moules sans les déchets*

› *½ oignon*

› *50 g de tomate*

› *75 g de poireau*

› *persil*

› *thym*

› *1 pincée de curry*

› *sel et poivre*

Placer les moules dans une casserole avec un verre d'eau. Cuire à feu doux en remuant pendant 10 minutes.

Éplucher et émincer l'oignon. Émincer le poireau, peler la tomate et la couper en dés.

Faire revenir l'oignon dans une cocotte sans ajouter de matière grasse, puis ajouter le poireau émincé et les dés de tomate. Mouiller avec l'eau de cuisson des moules et 100 ml d'eau, puis faire cuire 15 minutes.

Assaisonner, ajouter les moules et laisser cuire encore 10 minutes.

Paupiette de sole farcie aux champignons

Pour 1 personne

Il vous faut :

› *1 filet de sole de 100 g*

› *100 g de champignons*

› *1 gousse d'ail*

› *persil*

› *sel et poivre*

Faire revenir la gousse d'ail émincée et les champignons coupés en petits dés et assaisonner.

En garnir le filet de sole, rouler et faire cuire 15 minutes à la vapeur.

Tomate provençale

Pour 1 personne

Il vous faut :

› *1 tomate*

› *herbes de Provence*

› *1 CS d'huile d'olive*

Laver et couper en deux la tomate. La placer dans une poêle antiadhésive. Faire chauffer à feu très doux 25 minutes environ pour arriver à une belle coloration.

Vers la fin de la cuisson, saupoudrer d'herbes de Provence et ajouter l'huile d'olive.

Bouchées de jambon roulé au fromage

Pour 1 personne

Il vous faut :

› *1 tranche de jambon*

› *2 portions individuelles de fromage ail et fines herbes*

› *50 g de salade verte*

Tartiner la tranche de jambon avec le fromage frais.
La rouler, puis la couper en petits tronçons.

Servir sur un lit de salade verte.

Carpaccio de saumon à l'huile d'olive

Pour 1 personne

Il vous faut :

› *1 filet de saumon fumé*

› *le jus d'¼ de citron vert*

› *1 CS d'huile d'olive*

- *3 baies roses concassées*
- *aneth*
- *poivre*

Couper le saumon en fines tranches. Les disposer sur une petite assiette. Arroser de jus de citron vert et d'huile d'olive. Parsemer de baies roses concassées, de poivre et d'aneth.

Réserver au frais jusqu'au service. Accompagner le carpaccio de rondelles de radis noir citronnées.

Tartare tomate-concombre à la menthe

Pour 1 personne

Il vous faut :

- *75 g de tomate*
- *75 g de concombre*
- *quelques feuilles de menthe*

Couper la tomate et le concombre en petits dés et ciseler la menthe. Mélanger de façon homogène et servir bien frais.

Brochette de légumes du soleil à la mozzarella

Pour 1 personne

Il vous faut :

- *70 g de champignons de Paris*
- *70 g de tomate*
- *60 g de courgette*
- *40 g de billes de mozzarella*
- *½ CC d'huile d'olive*
- *herbes de Provence*
- *sel et poivre*

Préchauffer le gril du four ou un barbecue. Laver les légumes. Couper la tomate en quartiers, la courgette en rondelles, les champignons de Paris en morceaux réguliers, ajouter les billes de mozzarella.

Les badigeonner d'huile d'olive, saler, poivrer puis les passer dans une assiette remplie d'herbes de Provence.

Monter la brochette en alternant chaque légume et les billes de mozzarella.

Enfourner sous le gril pour 15-20 minutes, jusqu'à ce que les légumes soient colorés.

Salade niçoise

Pour 1 personne

Il vous faut :

› *50 g de haricots verts*

› *50 g de tomate*

› *50 g de poivron vert*

› *80 g de thon au naturel égoutté*

› *3 olives noires*

› *1 œuf dur*

› *herbes de Provence*

› *½ oignon*

› *vinaigrette*

› *sel et poivre*

Laver tous les légumes et les émincer. Couper l'œuf dur en quartiers. Couper les olives en rondelles et ciseler l'oignon finement.

Disposer harmonieusement les légumes sur une assiette. Répartir sur le dessus le thon émietté et les quartiers d'œuf dur. Décorer d'olives noires et d'oignon émincé. Saler, poivrer, ajouter la vinaigrette et les herbes de Provence.

Choucroute de la mer

Pour 4 personnes

Il vous faut :

› *800 g de choucroute non cuite et non cuisinée*

› *3 oignons piqués de 2 clous de girofle*

› *3 gousses d'ail*

› *4 baies de genièvre*

› *cumin*

› *1 feuille de laurier*

› *1 brin de thym*

› *20 cl de riesling*

› *4 CS d'huile de tournesol*

› *200 g de filets de haddock fumé*

› *200 g de filets de saumon*

› *200 g de lotte*

› *100 g de crevettes roses décortiquées*

› *100 g de moules décoquillées*

› *un peu de lait écrémé*

› *6 échalotes ciselées*

› *1CS de vinaigre*

› *20 cl de crème fraîche épaisse extra-légère à 3 %*

› *aneth*

› *sel et poivre*

Faire revenir les baies de genièvre, le cumin, le thym et la feuille de laurier dans 3 cuillères à soupe d'huile. Presser une gousse d'ail, l'ajouter dans la marmite, ainsi que les oignons piqués de clous de girofle.

Laver la choucroute à l'eau tiède, bien la presser pour enlever l'excédent d'eau. L'ajouter dans la marmite. Ajouter 1 verre d'eau, un peu de sel et de poivre. Laisser mijoter environ 1 h 30 à couvert. Garder au chaud.

Recouvrir les morceaux de haddock de lait froid. Les pocher à frémissement pendant 10 minutes. Les égoutter et les réserver au chaud.

Préchauffer le four à 200 °C. Dans un plat creux allant au four, déposer 1 CS d'huile, parsemer de 4 échalotes ciselées, ajouter 10 cl de riesling et un verre d'eau. Déposer les poissons, les moules et les crevettes dans ce plat, saler et poivrer légèrement. Couvrir d'une feuille d'aluminium, mettre au four pendant environ 10 minutes, en veillant à retourner le poisson à mi-cuisson.

Pour la sauce, dans une casserole mettre 2 échalotes hachées, le vinaigre et 10 cl de riesling. Démarrer à feu vif puis baisser la flamme pour faire réduire petit à petit la préparation. Rajouter la crème fraîche en fin de réduction. Remuer avec un fouet pour lier l'ensemble. Saler, poivrer légèrement.

Dresser la choucroute sur chaque assiette. Poser les poissons dessus et napper d'un peu de sauce. Disposer quelques moules et crevettes. Décorer avec un peu d'aneth.

Régime modéré sur 2 semaines

Jour 1

Petit déjeuner

- 1 boisson chaude sans sucre ou avec édulcorant
- 25 g de camembert
- 2 tranches de pain de seigle (30 g) avec une noix de beurre (10 g)
- 1 orange pressée

Déjeuner

- Mâche (50 g) assaisonnée d'une CS de sauce vinaigrette allégée (voir p. 213)
- Aiguillettes de canard aux figues et à la cannelle (voir p. 220)
- 125 g de pois gourmands + 125 g de carottes, cuits à la vapeur
- 100 g de polenta nature + 5 g de beurre
- 1 fromage blanc nature 0 %

Dîner

- ½ avocat + ½ jus de citron + ¼ d'échalote ciselée
- 125 g de rumsteck grillé sans matière grasse et 1 CS de ketchup
- 250 g de courgettes vapeur gratinées (25 g d'emmental et 5 g de beurre)
- 1 yaourt nature 0 %

Jour 2

Petit déjeuner

- 1 boisson chaude sans sucre ou avec édulcorant
- 25 g de saint-nectaire
- 2 tranches de pain aux céréales (30 g) avec 1 noix de beurre (10 g)
- 2 kiwis

Déjeuner

- 100 g de salade de poireaux assaisonnée de 2 CS de sauce vinaigrette allégée (voir p. 213)
- Œufs pochés (voir p. 215)
- 200 g de ratatouille sans matière grasse
- 1 yaourt nature 0 %

Dîner

- 100 g de radis roses au sel + 10 g de beurre
- Hachis Parmentier diététique (voir p. 221)
- 1 fromage blanc 0 %
- 1 poire

Jour 3

Petit déjeuner

- 1 boisson chaude sans sucre ou avec édulcorant
- 30 g de céréales type Spécial K®
- 15 g d'amandes
- Flan à la poire (voir p. 227)

Déjeuner

- 100 g de champignons de Paris émincés au parmesan + 2 CS de sauce vinaigrette allégée (voir p. 213)
- 100 g de viande des Grisons
- 100 g de haricots verts cuits à la vapeur + 100 g de chou rouge émincé + 5 g de beurre
- 2 petits-suisses nature 0 %

Dîner

- ½ pamplemousse
- Brochettes japonaises (voir p. 222)
- Salade de chou et pomme râpés (voir p. 214)
- 100 g de riz nature + 5 g de beurre

Jour 4

Petit déjeuner

- 1 boisson chaude sans sucre ou avec édulcorant
- 30 g de céréales type Spécial K®
- 125 ml de lait écrémé
- 15 g de noisettes
- 1 orange

Déjeuner

- Cuisses de poulet au paprika et à l'orange
- 250 g de haricots verts cuits à la vapeur + ½ oignon ciselé + persil + 10 g de beurre
- Mâche (50 g) + 2 CS de vinaigrette allégée (voir p. 213) + 25 g de feta

Dîner

- 100 ml de jus de tomate 100 % pur jus, Tabasco et sel au céleri
- Salade nordique au hareng (voir p. 214)
- 2 petits-suisses nature 0 %

Jour 5

Petit déjeuner

- Milk-shake à la banane (voir p. 226)
- 2 tranches de pain complet (30 g) avec une noix de beurre (10 g)
- 25 g de camembert

Déjeuner

- ½ pamplemousse
- Filets de cabillaud à l'échalote (voir p. 223)
- 100 g de navets + 100 g de petits pois cuits à la vapeur + 5 g de beurre
- Dentelles de parmesan
- 1 pomme au four

Dîner

- 100 g de salade de betteraves rouges, assaisonnée de 2 CS de sauce vinaigrette allégée (voir p. 213)
- Fondue de bœuf au bouillon (voir p. 224)
- 100 g de vermicelles de riz nature + 5 g de beurre
- 1 fromage blanc nature 0 %

Jour 6

Petit déjeuner

- 1 boisson chaude sans sucre ou avec édulcorant
- 30 g de céréales type Spécial K®
- 1 yaourt nature 0 %
- 15 g d'amandes

Déjeuner

- 100 g de radis roses au sel + 10 g de beurre
- Cubes de saumon au pavot (voir p. 225)
- 200 g de chou-fleur à la vapeur + 115 g de pois chiches nature
- Diplomate diététique aux framboises (voir p. 228)

Dîner

- 200 ml de soupe de légumes sans féculents ni matières grasses
- Omelette roulée au jambon et ciboulette (voir p. 225)
- 100 g de carottes râpées + 100 g de chou émincé, poêlés à l'ail avec 1 CS d'huile d'olive
- 50 g de chèvre frais
- 125 g de raisin

Jour 7

Petit déjeuner

- 1 boisson chaude sans sucre ou avec édulcorant
- 2 tranches de pain complet (30 g) avec une noix de beurre (10 g)
- 25 g de tomme de Savoie
- 2 kiwis

Déjeuner

- ½ avocat + ½ jus de citron + ¼ d'échalote ciselée
- 1 noix de veau grillée à la moutarde (1 CC) et aux herbes
- 200 g de fondue de poireaux + 1 CS de crème fraîche
- 115 g de haricots rouges au cumin
- 1 yaourt nature 0 %

Dîner

- Céleri rémoulade (voir p. 213)
- 125 g de saumon grillé à l'aneth + jus de citron
- 90 g de brocolis + 90 g de chou-fleur à la vapeur + 5 g de beurre
- 25 g de gouda
- 1 compote de fruits sans sucres ajoutés

Jour 8

Petit déjeuner

- 1 boisson chaude sans sucre ou avec édulcorant
- 30 g de flocons d'avoine + 15 g d'amandes effilées
- 1 fromage blanc nature 0 %
- 200 g de framboises

Déjeuner

- Salade champêtre (voir p. 215) + 50 g de fromage
- 2 tranches de pain complet (30 g)
- 1 pomme

Dîner

- 100 ml de jus de carotte + 1 CS de crème fraîche au curry
- 150 g de filets de sole cuits en papillote
- ½ jus de citron
- Basilic
- ½ échalote ciselée
- 100 g de haricots verts + 50 g de poivrons rouges grillés + 50 g de champignons de Paris braisés + 10 g de b
- 1 yaourt nature 0 %

Jour 9

Petit déjeuner

- 1 boisson chaude sans sucre ou avec édulcorant
- 2 tranches de pain complet (30 g) avec une noix de beurre (10 g)
- 25 g de mi-chèvre

Déjeuner

- 100 g de salade de tomates assaisonnée de 2 CS de sauce vinaigrette allégée au basilic (voir p. 213)
- Boulettes de bœuf au four (voir p. 216)
- Vinaigrette allégée au yaourt (voir p. 213)
- 200 g de julienne de légumes nature
- 100 g de riz nature + 10 g de beurre

Dîner

- 100 g de salade de champignons assaisonnée de 2 CS de sauce vinaigrette allégée (voir p. 213) + 25 g de feta
- ½ boudin grillé
- 100 g de courgettes grillées + 100 g d'aubergines
- Milk-shake à la banane (voir p. 226)

Jour 10

Petit déjeuner

- 1 boisson chaude sans sucre ou avec édulcorant
- 30 g de flocons d'avoine + 15 g de noisettes concassées
- 125 ml de lait écrémé
- 2 kiwis

Déjeuner

- 100 g de salade de concombre assaisonnée de 2 CS de sauce vinaigrette allégée (voir p. 213)
- 125 g de steak haché grillé (5 % de matière grasse) + 1 CC de ketchup
- 100 g de carottes en rondelles + 100 g de pois gourmands cuits à l'eau + 10 g de beurre
- 1 yaourt nature 0 %

Dîner

- ½ pamplemousse
- 150 g de crevettes cuites
- 100 g d'épinards poêlés à l'ail et au gingembre + 100 g de tomates braisées + 1 CS d'huile d'olive
- 50 g de camembert
- 2 tranches de pain complet (30 g)

Jour 11

Petit déjeuner

- 1 boisson chaude sans sucre ou avec édulcorant
- 30 g de flocons d'avoine + 15 g d'amandes effilées
- 125 ml de lait écrémé
- ½ banane

Déjeuner

- Pointes d'asperges chaudes en vinaigrette (voir p. 217)
- 125 g de filet mignon de porc grillé aux herbes + 1 CC de moutarde
- Tomate à la provençale
- 100 g de semoule nature + 10 g de beurre
- 1 fromage blanc nature 0 %

Dîner

- 100 g de salade de carottes râpées assaisonnée de 2 CS de sauce vinaigrette allégée (voir p. 213)
- Hot-dog de courgette (voir p. 217) + 50 g de cancoillotte
- 1 orange

Jour 12

Petit déjeuner

- 1 boisson chaude sans sucre ou avec édulcorant
- 25 g de camembert
- 2 tranches de pain complet (30 g)
- 1 noix de beurre (10 g)
- 200 g de framboises

Déjeuner

- 100 g de salade de courgettes râpées assaisonnée de 2 CS de sauce vinaigrette allégée (voir p. 213)
- Cuisse de poulet au citron en papillote sans la peau (voir p. 218)
- 200 g de fenouil braisé au jus + 2 CS de coulis de tomates nature
- 1 fromage blanc nature 0 %
- 200 g d'ananas

Dîner

- Roquette (100 g) assaisonnée de 2 CS de sauce vinaigrette allégée (voir p. 213)
- Calamars à l'italienne (voir p. 219)
- 100 g de spaghettis nature + 10 g de beurre + 25 g d'emmental râpé
- 2 petits-suisses nature 0 %

Jour 13

Petit déjeuner

- 1 boisson chaude sans sucre ou avec édulcorant
- 30 g de flocons d'avoine + 15 g de noisettes concassées
- 1 yaourt nature 0 %
- 2 kiwis

Déjeuner

- ½ pamplemousse
- Aubergine farcie au thon (voir p. 219) + 25 g de mozzarella
- 100 g de riz nature + 10 g de beurre
- 1 fromage blanc 0 %

Dîner

- 100 g de salade de tomate assaisonnée de 2 CS de sauce vinaigrette allégée (voir p. 213) + 25 g de billes de chèvre frais
- 125 g de rumsteck grillé + 1 CC de moutarde
- 100 g de purée de brocolis + 100 g de purée de carottes sans féculents ni matière grasse
- 1 pomme

Jour 14

Petit déjeuner

- 1 boisson chaude sans sucre ou avec édulcorant
- Tartine banane-cappuccino (voir p. 227)
- 15 g d'amandes

Déjeuner

- 100 g de salade de concombre assaisonnée de 2 CS de sauce vinaigrette allégée (voir p. 213)
- 200 g de côtelettes d'agneau premières dégraissées grillées
- 200 g de julienne de légumes nature, cuite sans matière grasse + 10 g de beurre
- 50 g de fromage frais
- 1 tranche de pain complet (30 g)

Dîner

- 1 bol de 200 ml de soupe de poissons (sans matière grasse) + 1 CS de crème fraîche
- Légumes à croquer (80 g de carottes, 80 g de tomates, 50 g de radis noirs)
- 1 tranche de pain complet (30 g)
- Sauce yaourt

LES RECETTES

Vinaigrette allégée

Il vous faut :

› *1 CS d'huile*
› *2 CS de moutarde*
› *3 CS d'eau*
› *sel et poivre*

Mélangez tous les ingrédients. Vous pouvez conserver cette base plusieurs jours au réfrigérateur et y ajouter par exemple des tomates mixée, du jus de carotte (ou autres jus de légumes et fruits), des herbes, 1 yaourt ou fromage blanc...

Céleri rémoulade diététique

Pour 1 personne

Il vous faut :

› *125 g de céleri râpé*
› *1 jus de citron*
› *100 g de fromage blanc nature 0 %*
› *1 CC de moutarde*
› *1 CC d'huile de colza*
› *muscade râpée*
› *sel et poivre*

Citronner le céleri. Mélanger le fromage blanc, la moutarde et l'huile de colza. Assaisonner.

Enrober le céleri de cette sauce. Réserver au frais jusqu'au service.

Salade de chou et pomme râpés

Pour 1 personne

Il vous faut :

- *100 g de chou blanc*
- *1 belle pomme (Golden ou Canada)*
- *vinaigre de cidre*
- *1 CC d'huile de colza*
- *moutarde*
- *graines de céleri*
- *sel et poivre*

Laver le chou et peler la pomme puis les râper finement. Préparer la sauce vinaigrette. Mélanger le tout et parsemer de graines de céleri.

Salade nordique au hareng

Pour 1 personne

Il vous faut :

- *125 g de harengs marinés égouttés*
- *1 pomme verte*
- *100 g de betterave rouge cuite sous vide*
- *100 g de concombre*
- *100 g de fenouil*
- *150 g de pommes de terre cuites*
- *¼ d'oignon rouge*
- *3 cornichons*
- *aneth*
- *100 g de fromage blanc nature 0 %*
- *le jus d'½ citron*
- *sel et poivre*

Peler la pomme et la râper à l'aide de la râpe à gros trous. Couper la betterave en dés, le concombre et les cornichons en rondelles, et émincer le fenouil. Ciseler l'oignon le plus finement possible. Couper les harengs en petits morceaux.

Mélanger le fromage blanc, l'aneth et le jus de citron.

Mélanger ensuite les autres ingrédients et les incorporer. Les assaisonner de sel et de poivre puis les enrober de sauce au fromage blanc.

Œufs pochés

Pour 1 personne

Il vous faut :

› *3 œufs*

› *10 ml de vinaigre blanc*

› *sel et poivre*

Réaliser un œuf poché après l'autre. Dans une casserole assez large (type sauteuse), verser environ ½ l d'eau additionnée de vinaigre blanc, porter jusqu'au léger frémissement.

Casser l'œuf dans une louche, le déposer avec précaution dans l'eau frémissante, enrober le jaune avec le blanc à l'aide d'une écumoire. Cuire environ 3-4 minutes.

Retirer l'œuf à l'aide de l'écumoire et le passer sous l'eau fraîche afin d'ôter la saveur vinaigrée. Servir sans attendre.

Salade champêtre

Pour 1 personne

Il vous faut :

› *50 g de salade*

› *50 g de carotte*

› *50 de cœurs de palmier*

› *50 g de radis noir*

- *100 g de tomate*
- *80 g de blanc de poulet cuit*
- *20 g de bacon*
- *½ oignon*
- *1 œuf*
- *25 g d'emmental râpé*
- *1 CC de sauce vinaigrette allégée*
- *sel et poivre*

Laver les légumes. Râper les carottes et le radis noir. Émincer les feuilles de salade. Couper les cœurs de palmier en petits morceaux et faire de même avec les tomates, les blancs de poulet et le bacon. Ciseler l'oignon finement.

Pocher l'œuf. Faire griller les morceaux de bacon à sec dans une poêle antiadhésive. Ajouter ensuite l'oignon ciselé.

Dresser l'assiette en répartissant harmonieusement les différents ingrédients, déposer sur le dessus l'œuf poché, le bacon et l'oignon grillés. Terminer par l'emmental râpé. Saler, poivrer et arroser de vinaigrette.

Boulettes de bœuf au four

Pour 1 personne

Il vous faut :

- *100 g de viande de bœuf hachée à 5 % de matière grasse*
- *1 œuf battu*
- *¼ d'oignon*
- *persil*
- *noix de muscade râpée*
- *gingembre*
- *1 clou de girofle moulu*
- *100 ml de coulis de tomates nature*
- *sel et poivre*

Préchauffer le four à 175 °C. Émincer finement l'oignon, mélanger tous les ingrédients.

Former des petites boulettes. Les déposer dans un plat couvert de papier sulfurisé, verser dessus le coulis de tomates et enfourner pour 15 minutes environ.

Pointes d'asperges chaudes en vinaigrette

Pour 4 personnes

Il vous faut :

› *500 g de pointes d'asperges blanches*

› *4 CC d'huile de colza*

› *4 CC de vinaigre Melfor (vinaigre alsacien aux infusions de plantes)*

› *½ CC de moutarde mi-forte*

› *persil haché*

› *sel et poivre*

Laver les pointes d'asperges, les éplucher puis les ficeler en botte à l'aide de fil alimentaire.

Porter à ébullition de l'eau salée dans une grande casserole. Y plonger les asperges et les faire cuire environ 25 minutes.

Pendant ce temps, préparer la vinaigrette en mélangeant le vinaigre, l'huile, la moutarde, le sel et le poivre.

Bien égoutter les asperges, es mélanger avec la vinaigrette et servir parsemé de persil haché.

Hot dog diététique de courgette

Pour 1 personne

Il vous faut :

› *1 courgette (200 g)*

› *125 g de jambon cuit supérieur découenné dégraissé*

› *2 CS de fromage blanc nature 0 %*

› *10 g d'emmental râpé*
› *1 CS de ketchup (ou 1 CS de moutarde)*
› *muscade râpée.*
› *sel et poivre*

Laver la courgette, couper les extrémités puis la faire cuire 10 minutes à la vapeur.

Pendant ce temps, couper le jambon en fines lamelles, mélanger le fromage blanc, le ketchup ou la moutarde. Assaisonner.

Préchauffer le gril du four. Couper la courgette en deux, enlever les pépins à l'aide d'une cuillère, tartiner chaque moitié du mélange à base de fromage blanc, ajouter les lamelles de jambon puis l'emmental râpé. Assembler les deux moitiés pour former le hot dog, disposer dans un plat adapté au four et laisser cuire 5 à 10 minutes le temps que le fromage gratine.

Servir bien chaud. Attention à ne pas se brûler les doigts !

Cuisse de poulet au citron en papillote

Pour 1 personne

Il vous faut :

› *1 petite cuisse de poulet*
› *1 petit citron*
› *herbes de Provence*
› *sel et poivre*

Préchauffer le four à 200 °C. Découper un rectangle de papier sulfurisé.

Presser ½ citron. Saler, poivrer, et ajouter des herbes de Provence. Déposer la cuisse de poulet sur le papier sulfurisé. À l'aide d'un pinceau, la badigeonner avec le mélange citronné. Couper la moitié de citron restant en fines rondelles, les déposer sur la cuisse de poulet.

Fermer hermétiquement la papillote, enfourner pour 40 minutes.

Calamars à l'italienne

Pour 1 personne

Il vous faut :

› *150 g d'anneaux de calamars surgelés et du lait*

› *200 g de tomates pelées au jus*

› *¼ de gousse d'ail*

› *½ oignon*

› *2 cm de céleri branche*

› *1 bouquet garni (feuille de laurier, thym, persil)*

› *le jus d'½ citron*

› *sel et poivre*

Le matin, mettre les calamars dans un récipient, les couvrir de lait et les laisser au réfrigérateur.

Le soir, émincer l'oignon et presser l'ail. Couper le céleri en petits morceaux. Faire revenir à sec dans une poêle antiadhésive l'oignon et l'ail jusqu'à ce qu'ils soient translucides. Ajouter les calamars égouttés, le bouquet garni, le céleri, les tomates pelées et un peu de jus. Couvrir, baisser le feu et laisser mijoter 15 à 20 minutes.

Enlever le bouquet garni, assaisonner et servir bien chaud !

Aubergine farcie au thon

Pour 1 personne

Il vous faut :

› *1 aubergine*

› *2 tomates*

› *1 boîte moyenne de thon au naturel*

› *basilic*

› *coriandre*

Préchauffer le four à 180 °C. Couper l'aubergine en deux dans le sens de la longueur et la piquer de quelques coups de couteau. Enfourner pour 30 minutes, puis vider l'aubergine grillée.

Couper les tomates en morceaux et les faire revenir avec la pulpe d'aubergine. Saupoudrer de basilic et d'un peu de coriandre. En fin de cuisson, ajouter le thon émietté.

Remplir l'aubergine du mélange. Remettre au four pour 10 minutes environ.

Aiguillettes de canard aux figues et à la cannelle

Pour 1 personne

Il vous faut :

› *125 g d'aiguillettes de canard*

› *3 figues (fraîches ou surgelées)*

› *cannelle moulue*

› *persil haché*

› *½ oignon rouge*

› *sel et poivre*

Émincer l'oignon le plus finement possible, le faire revenir à sec dans une poêle antiadhésive.

Couper les figues en 4. Les ajouter dans la poêle et saupoudrer de cannelle.

Ajouter ensuite les aiguillettes de canard, bien les faire dorer. Saler, poivrer et ajouter le persil haché en fin de cuisson.

Hachis Parmentier diététique

Pour 1 personne

Il vous faut :

› *200 g de purée de brocolis (sans féculents ni matières grasses)*
› *1 pomme de terre (100 g) précuite et écrasée*
› *50 g de tomates pelées au jus*
› *100 g de viande de bœuf hachée 5 % de M.G.*
› *½ œuf*
› *¼ de gousse d'ail*
› *½ oignon*
› *25 g d'emmental râpé*
› *persil*
› *thym*
› *noix de muscade râpée*
› *sel et poivre*

Préchauffer le four à 190 °C. Émincer l'oignon et presser la gousse d'ail. Les faire revenir à sec dans une poêle antiadhésive jusqu'à ce qu'ils soient translucides. Ajouter ensuite la viande hachée, la tomate pelée et un peu de son jus, le thym, le persil et la muscade. Faire cuire 2-3 minutes, puis laisser tiédir. Ajouter ensuite l'œuf battu, assaisonner.

Mélanger la purée de brocolis, la pomme de terre écrasée, l'emmental râpé, du sel, du poivre et un peu de muscade.

Dans un plat à gratin, déposer une couche de hachis de bœuf à la tomate, puis la couche de purée à l'emmental. Enfourner pour environ 25 minutes.

Brochettes japonaises

Pour 1 personne

Il vous faut :

› *125 g de filets de porc tranchés finement (2 tranches environ, à demander au boucher)*

› *environ 10 cm de céleri branche*

› *1 CS de sauce soja (ou Maggi®)*

› *25 g d'emmental*

› *Tabasco®*

› *poivre*

Laver le céleri branche, le couper en 2 bâtonnets de 5 cm. Couper l'emmental en deux bâtonnets de même taille.

Enfiler un morceau de fromage sur une pique à brochette. Disposer à côté un morceau de céleri branche, sur la même longueur. Prendre une fine tranche de porc, envelopper le céleri et le fromage de manière à obtenir un « rouleau ». Ficeler pour faire tenir l'ensemble. Monter de la même façon une deuxième brochette.

Mélanger la sauce soja, le Tabasco® et le poivre. Verser dans un plat, y faire mariner les brochettes 20 minutes au réfrigérateur.

Faire cuire les brochettes dans une poêle antiadhésive pendant environ 10 minutes, pour que le fromage soit bien fondant.

Cuisses de poulet au paprika et à l'orange

Pour 1 personne

Il vous faut :

› *150 g de cuisses de poulet*

› *1 petite orange*

- *½ oignon*
- *10 cl de bouillon de volaille*
- *paprika*
- *thym*
- *persil*
- *sel et poivre*

Couper l'orange en deux. Presser l'une des moitiés et couper l'autre en fines rondelles. Ciseler l'oignon. Mélanger le jus d'orange, l'huile d'olive et l'oignon.

Disposer la cuisse de poulet dans un plat, masser la chair avec du sel, du poivre, du paprika, du thym et du persil. Ajouter la marinade à base de jus d'orange. Couvrir d'un film alimentaire et laisser mariner au réfrigérateur pendant 45 minutes.

Préchauffer le four à 200 °C. Mettre la cuisse de poulet et la marinade dans un autre plat à gratin, ajouter le bouillon de volaille, répartir sur le dessus les rondelles d'orange. Enfourner pour 45 minutes en retournant la cuisse à mi-cuisson.

Filet de cabillaud à l'échalote

Pour 1 personne

Il vous faut :

- *150 g de filet de cabillaud*
- *30 g d'échalotes*
- *le jus d'¼ de citron*
- *1 CC de moutarde*
- *½ fromage blanc nature 0 %*
- *persil*
- *sel et poivre*

Préchauffer le four à 190 °C. Faire une réduction d'échalotes : ciseler les échalotes, les faire revenir à sec dans une poêle antiadhésive, ajouter un peu d'eau et de jus de citron, laisser cuire jusqu'à ce qu'elles soient translucides.

Mélanger le fromage blanc, le jus de citron restant, la moutarde, le sel, le poivre et le persil haché.

Dans un plat à gratin, déposer le lit d'échalotes et le poisson par-dessus, et recouvrir du mélange au fromage blanc. Enfourner pour 15-20 minutes et servir aussitôt.

Fondue de bœuf au bouillon

Pour 1 personne

Il vous faut :

› *125 g de rumsteck en fines tranches*

› *60 cl d'eau*

› *200 g de julienne de légumes surgelée*

› *½ cube de bouillon de bœuf dégraissé*

› *½ gousse d'ail*

› *½ oignon*

› *1 bouquet garni (persil, thym, feuille de laurier)*

› *1 clou de girofle*

› *Tabasco®*

› *sel et poivre*

Émincer l'oignon et presser la gousse d'ail. Les faire revenir à sec dans une cocotte antiadhésive jusqu'à ce qu'ils soient translucides. Ajouter le bouquet garni, la julienne de légumes, l'eau, le cube de bouillon, le clou de girofle et du Tabasco®. Couvrir, baisser le feu et laisser mijoter 15 minutes. Assaisonner.

Récupérer les légumes précuits, les disposer dans une assiette. Transvaser le bouillon dans un caquelon à fondue, le mettre sur la table et, à l'aide de fourchettes à fondue (ou « d'épuisettes » spéciales fondues asiatiques), prendre un morceau de viande, et procéder comme pour une fondue bourguignonne classique. Servir avec les légumes.

Cubes de saumon au pavot

Pour 1 personne

Il vous faut :

› *125 g de pavé de saumon*

› *½ blanc d'œuf*

› *pavot*

› *sel et poivre*

Couper le pavé de saumon en gros cubes de même côté. Disposer le pavot dans une assiette creuse. Battre le blanc d'œuf à la fourchette dans une autre assiette creuse, saler et poivrer.

À l'aide de 2 fourchettes, passer les cubes de saumon dans le blanc d'œuf, puis dans l'assiette contenant le pavot.

Faire chauffer une poêle antiadhésive, faire revenir les cubes de saumon enrobés sur tous les côtés pour les faire dorer.

Omelette roulée au jambon et ciboulette

Pour 1 personne

Il vous faut :

› *3 œufs*

› *125 g de jambon cuit supérieur découenné dégraissé*

› *ciboulette*

› *sel et poivre*

Battre les œufs, saler, poivrer et ajouter la ciboulette. Cuire dans une poêle antiadhésive de grand diamètre afin d'obtenir une omelette assez fine.

Répartir le jambon en tranches entières dessus, rouler pour obtenir un rouleau serré. Égaliser les côtés, envelopper dans du papier sulfurisé et disposer au réfrigérateur pour que la forme prenne bien.

Avant de servir, couper des petits tronçons d'omelette roulée au jambon. Il est possible de les consommer chauds ou froids.

Milk-shake à la banane

Pour 1 personne

Il vous faut :

- *1 banane moyenne (100 g)*
- *125 ml de lait écrémé*
- *2 sachets d'édulcorant à la vanille*

Couper la banane en rondelles. Mélanger les ingrédients dans le bol du mixeur. Mixer jusqu'à l'obtention d'une boisson liquide épaisse. Servir bien frais !

Milk-shake aux fruits

Pour 1 personne

Il vous faut :

- *100 à 150 g de fruits (fruits rouges, ananas…)*
- *125 ml de lait écrémé*
- *1 CS rase d'édulcorant*
- *½ CS de jus de citron*
- *2 CS de glace pilée (environ 2 petits glaçons)*

Peler les fruits et les couper grossièrement. Les placer dans un mixeur avec le lait, l'édulcorant, le jus de citron et la glace pilée.

Mixer quelques secondes et servir dans un verre frais.

Tartine banane/cappuccino

Pour 1 personne

Il vous faut :

› *2 tranches de pain complet (30 g)*

› *2 petits-suisses nature 0 %*

› *½ CC de café soluble (ou de chicorée)*

› *½ CC de cacao en poudre non sucré et dégraissé*

› *cannelle*

› *½ banane*

› *édulcorant en poudre*

Mélanger à l'aide d'un fouet ou d'une fourchette les petits-suisses, l'édulcorant, la cannelle, le cacao en poudre et le café soluble.

Couper la banane en fines rondelles. Étaler la garniture à base de petits-suisses sur les tranches de pain complet. Répartir dessus les rondelles de banane.

Flan à la poire

Pour 1 personne

Il vous faut :

› *1 poire*

› *125 ml de lait écrémé*

› *1 œuf*

› *édulcorant*

› *cannelle*

Préchauffer le four à 190 °C. Laver la poire puis l'éplucher et la couper en petits cubes. Battre longuement l'œuf avec l'édulcorant et la cannelle. Pendant ce temps, faire chauffer le lait. Verser petit à petit le lait sur le bord du récipient contenant les œufs, tout en continuant de fouetter.

Verser ensuite le mélange dans un petit ramequin individuel. Disposer ce dernier dans un bain-marie (plat à gratin rempli d'eau froide, arrivant aux 3/4 du bord supérieur du ramequin), et enfourner pour 30 minutes jusqu'à ce que l'intérieur soit cuit (vérifier la cuisson en piquant l'intérieur avec une pique, il doit ressortir sec).

Sortir le ramequin du bain-marie et servir aussitôt.

Diplomate diététique aux framboises

Pour 1 personne

Il vous faut :

› *150 g de framboises*

› *¼ de citron*

› *1 yaourt nature 0 %*

› *1 boudoir*

› *15 g d'amandes effilées*

› *1 cm de gousse de vanille*

› *édulcorant*

Réserver 2 framboises entières. Mélanger délicatement le reste de framboises avec le citron pressé et de l'édulcorant.

Torréfier les amandes effilées quelques minutes dans une poêle antiadhésives pour obtenir une couleur dorée.

Mélanger le yaourt, les graines de vanille et l'édulcorant. Déposer au fond d'un verre le boudoir grossièrement émietté. Ajouter les framboises, puis la moitié des amandes effilées grillées, le yaourt nature vanillé et édulcoré. Terminer en disposant sur le dessus le reste des amandes effilées et les 2 framboises entières. Servir rapidement.

POUR ALLER PLUS LOIN

Petit manuel pour tout comprendre sur les huiles

Huile vierge ou raffinée ?

Les huiles végétales vierges ou brutes sont extraites de la graine ou du fruit par pressage mécanique et ne sont pas raffinées. Pour certains consommateurs, elles possèdent des qualités nutritionnelles que ne présentent plus les huiles raffinées. Or, elles peuvent se montrer dangereuses puisque les pesticides, les mycotoxines (toxines issues de champignons naturels contaminant les graines) et les impuretés n'ont pu être enlevés.

Il s'agit d'un faux débat nutritionnel, un choix où s'expriment la tradition et les goûts culinaires faisant partie de la culture de chacun.

L'huile d'arachide

L'huile d'arachide est constituée de 19 % d'acides gras saturés, de 56 % d'acides gras mono-insaturés et de 25 % d'acides gras poly-insaturés. Les acides gras majoritaires sont surtout des acides gras mono-insaturés. Elle contient aussi beaucoup de vitamine E.

Du fait de sa composition, comparée aux autres huiles courantes, elle offre une bonne résistance à la chaleur. Elle convient donc particulièrement à la friture. Elle a longtemps été l'huile consommée en majorité par les Français, avant d'être détrônée par l'huile de tournesol. On peut lui reprocher une absence d'acides gras de la série oméga 3.

L'huile de colza

L'huile de colza contient peu d'acides gras saturés, environ 8 %, 60 % d'acides gras mono-insaturés et 32 % d'acides gras poly-insaturés, dont 9 % d'acides gras de la série oméga 3 à savoir l'acide alpha-linolénique qui aurait des propriétés bénéfiques sur les troubles du rythme cardiaque.

On peut chauffer l'huile de colza, mais il faut savoir qu'elle risque de dégager une odeur de poisson perceptible pour certains aux températures dépassant 120 °C. L'huile de colza contient de la vitamine E (30 mg pour 100 g d'huile), et c'est une huile intéressante pour les personnes qui souffrent de maladies cardio-vasculaires. Il s'agit d'une excellente huile qui, de plus, est peu chère.

L'huile de tournesol

L'huile de tournesol contient 12 % d'acides gras saturés, 28 % d'acides gras mono-insaturés et 60 % d'acides gras poly-insaturés. Ces acides gras sont de la série oméga 6. Comme l'huile d'arachide, elle n'a pas d'acides gras de la série oméga 3.

Elle exerce un effet favorable sur le taux de cholestérol sanguin total en le diminuant. Cependant, une quantité importante d'huile de tournesol diminue aussi le taux de cholestérol HDL, le bon cholestérol. En revanche, elle est beaucoup plus riche en vitamine E, puisqu'elle en contient 50 à 70 mg pour 100 g. Elle peut être employée en assaisonnement, en cuisson et en friture, jusqu'à 180 °C.

L'huile de maïs

Elle contient 13 % d'acides gras saturés, 30 % d'acides gras mono-insaturés, 57 % d'acides gras poly-insaturés. Sa composition la rapproche de l'huile de tournesol, mais elle s'en distingue par une teneur moindre en riches acides gras poly-insaturés et en vitamine E.

L'huile de soja

Cette huile, extraite des graines de soja, est très riche en acides gras poly-insaturés (65 %) et surtout elle recèle un acide gras de la série oméga 3, l'acide alpha-linolénique (8 %). Comme elle contient plus de 2 % d'acide alpha-linolénique, la législation actuelle la cantonne à un usage d'assaisonnement.

Il n'est pourtant pas dangereux de la faire chauffer, mais certaines personnes seront alors sensibles à son odeur particulière. Pauvre en vitamine E, elle offre un intérêt nutritionnel moindre que l'huile de colza, car l'acide alpha-linolénique est moins bien absorbé par les intestins.

L'huile de noix

C'est une huile au goût très prononcé, de production artisanale et élaborée avec des fruits secs. On y trouve peu d'acides gras saturés, environ 10 %, beaucoup d'acides gras poly-insaturés, environ 71 %, dont 59 % d'acide gras linoléique, 12 % d'acide gras alpha-linolénique, et 18 % d'acides gras mono-insaturés. Bonne pour la santé, l'huile de noix se conserve très mal, justement en raison de sa richesse en acide gras alpha-linolénique. Il est préférable de ne pas l'exposer à l'air ou à la lumière vive.

On peut aussi, pour la préserver, la conserver au réfrigérateur. Malheureusement, elle est chère, mais son goût prononcé permet d'en mettre moins dans les salades.

L'huile de pépins de raisin

Riche à 71 % en acides gras poly-insaturés de la série oméga 6, l'huile de pépins de raisin contient 18 % d'acides gras mono-insaturés et pas plus de 11 % d'acides gras saturés. Elle est concentrée en oméga 6 et contient de la vitamine E (14 mg pour 100 g). Cette huile possède des composés phénoliques qui ont des propriétés antioxydantes. Elle aide donc à lutter contre les radicaux libres et le vieillissement cellulaire. Contrairement à une idée très répandue, l'huile de pépins de raisin n'est pas « super-résistante » à la chaleur, mais elle peut être utilisée à haute température (180 °C), à condition de ne pas dépasser 10 utilisations.

L'huile d'olive

L'un des grands avantages de cette huile est qu'elle peut être utilisée à la fois crue et cuite. À noter cependant qu'elle ne doit pas être portée à trop haute température (température critique : 210 °C), au-delà de laquelle elle se détériore.

L'huile d'olive est très intéressante nutritionnellement, de par sa richesse en acides gras mono-insaturés et notamment en acide oléique, l'un des composants fondamentaux de cette huile. Il a la propriété de diminuer le taux de cholestérol sanguin et d'augmenter le taux de « bon » cholestérol (HDL). L'huile d'olive présente également des antioxydants naturels : les polyphénols permettant de lutter contre la formation de radicaux libres et le vieillissement cellulaire. Enfin, elle peut renfermer jusqu'à 30 mg/100 ml de vitamine E et il est admis qu'une cuillerée à soupe (15 ml) permettrait de couvrir la moitié des apports nutritionnels conseillés en cette vitamine. À noter que celle-ci est un puissant antioxydant.

L'huile d'olive, comme les autres huiles, est fortement énergétique et apportera 9 kcal/g.

L'huile de sésame

Ses atouts sont nombreux et son goût est prononcé. Très riche en acides gras insaturés, elle possède une teneur élevée en antioxydants ainsi que de la lécithine, bénéfique aux cellules nerveuses et cérébrales, et se consomme en cuisson comme en assaisonnement.

L'huile de germe de blé

Elle est avant tout remarquable pour sa forte teneur en vitamine E, une seule cuillerée à café permettant de couvrir les besoins journaliers en cette vitamine. Celle-ci lui confère un pouvoir antioxydant qui aide à lutter contre les radicaux libres et le vieillissement cellulaire. Elle est aussi une bonne source d'acides gras insaturés dont les fameux oméga 3 et 6. Enfin, l'huile de germe de blé contient des phytostérols, qui ont une structure proche de celle du cholestérol. Ceux-ci se fixent sur les sites d'absorption du cholestérol au niveau de l'intestin et en limitent le passage dans le sang.

Cette huile est de couleur jaune-brun, a une saveur très parfumée et une texture épaisse et onctueuse. En raison de sa richesse en acides gras insaturés, il est indispensable de la conserver au réfrigérateur et à l'abri de la lumière notamment. De même, elle sera à utiliser exclusivement pour l'assaisonnement à cru et déconseillée en cuisson.

L'huile de lin

Elle a fait l'objet de nombreuses controverses. Si cette huile est très riche en acides gras poly-insaturés, donc très intéressante pour couvrir nos besoins en oméga 3, son mode d'extraction à chaud et les composés cyanogéniques des graines de lin ont conduit à l'interdire pendant quelques années. Sa vente est de nouveau autorisée en France, dans des conditionnements opaques pour la préserver de la lumière.

Elle ne supporte pas la cuisson et sera donc toujours consommée crue. De plus, elle est très fragile et rancit rapidement, elle doit donc être conservée dans un lieu frais, à l'abri de la chaleur et de la lumière, et être consommée rapidement après ouverture.

Les huiles combinées

Les huiles combinées associent plusieurs huiles de graines ou de fruits. La première, l'huile Isio 4®, sortie sur le marché il y a une dizaine d'années et largement copiée depuis avec différentes formules, est un mélange d'huile de tournesol, de colza, de pépins de raisin et d'Oléisol®, une huile de tournesol à haute teneur en acide gras mono-insaturé oléique, comme l'huile d'olive. Elle contient 10 % d'acides gras saturés, 60 % d'acides gras mono-insaturés, 30 % d'acides gras poly-insaturés, dont 28,1 % d'acides gras de la série oméga 6 et 1,9 % de la série oméga 3, ainsi qu'une dose importante de vitamine E, de l'ordre de 45 à 55 mg pour 100 g.

Les huiles combinées offrent l'intérêt d'associer plusieurs huiles végétales différentes pour obtenir la composition en acides gras la plus performante pour les besoins de l'organisme. De plus, pour la première fois, certaines huiles sont supplémentées en vitamine D, dont le risque de surdosage est très faible.

Les « huiles » de coprah (ou coco), de palme et de palmiste

Ces huiles ne ressemblent pas aux autres et devraient plutôt être appelées graisses, car elles ne sont pas fluides, mais solides à température ambiante, en raison de leur richesse en acides gras saturés. L'huile de coprah ou de coco se vend en pains, tandis que l'huile de palmiste est peu répandue en France. Cependant, l'huile de palme est utilisée dans la restauration collective et dans de nombreuses préparations industrielles (plats cuisinés, gâteaux…), mélangée à d'autres huiles. En effet, ce sont des huiles moins chères que les huiles traditionnelles, mais elles ont l'inconvénient d'être riches en acides gras saturés et d'augmenter le taux de cholestérol sanguin. Il serait donc préférable de ne pas y recourir afin de ne pas augmenter les risques de maladies cardio-vasculaires.

Les fritures

Un aliment plongé dans un bain de friture libère une partie de son eau tout en emmagasinant des lipides. Ainsi, une frite va prendre 10 à 15 % de son poids en huile. Certains aliments très riches en eau, comme la courgette, peuvent ainsi s'imprégner de 50 % de graisse. C'est pourquoi il vaut mieux limiter ce mode de cuisson. Attention aussi aux fréquentes visites au fast-food ! L'huile utilisée dans ces « restaurants » est riche en acides gras saturés, voire en acides gras trans. La plupart affirment utiliser de l'huile de colza, réputée bonne pour la santé, mais ils l'utilisent sous une forme hydrogénée, donc riche en acides gras trans qui augmentent le taux de mauvais cholestérol et diminuent le bon cholestérol.

La friture n'altère pas la qualité nutritionnelle des lipides, mais elle provoque la formation de substances oxydées, dont certaines restent dans l'huile de friture. Il vaut mieux, par prudence, éviter de manger des aliments frits plus de 2 fois par semaine car ils sont très gras. Enfin, la température des bains de friture ne doit pas dépasser 180 °C et il est conseillé de changer l'huile toutes les 10 utilisations.

Sport et santé

Selon l'Organisation mondiale de la santé (OMS), la sédentarité est la première cause de mortalité évitable dans le monde. On estime par ailleurs qu'elle est aussi la cause principale de certains cancers du sein ou du côlon, de près de 1/3 des cas de diabète et d'environ 30 % des cas de cardiopathie ischémique. À l'inverse, il a été démontré que, chez l'adulte, la pratique régulière d'une activité physique adaptée réduit le risque d'hypertension, de cardiopathies coronariennes, d'accident vasculaire cérébral, de diabète, de cancer du sein ou du côlon, de dépression et améliore l'état des os et la santé fonctionnelle. En outre, l'activité physique est un facteur de dépense énergétique ; elle est donc fondamentale pour contrôler son poids et réduire ainsi les risques d'obésité.

Notre mode de vie actuel est propice à une diminution de l'activité physique et à la sédentarisation, avec des conséquences négatives et mesurables sur notre état de santé : on assiste ainsi à une augmentation importante du nombre de personnes atteintes de surcharge pondérale, d'hypertension artérielle, de diabète et de maladies cardio-vasculaires.

Enjeu majeur de santé publique, le concept de « sport-santé », apparu récemment, recouvre la pratique d'activités physiques ou sportives qui contribuent au bien-être et à la santé. Le but est préventif, à la fois pour se maintenir en bonne santé, mais aussi, à plus ou moins long terme, pour éviter certaines maladies et affections, chroniques ou non, en contribuant à empêcher leur aggravation ou leur récidive. L'activité physique permet ainsi de gagner des années de vie en bonne santé, de diminuer ou de prévenir les risques liés aux maladies chroniques. La pratique d'une activité modérée (au moins 20 minutes 3 fois par semaine) ou intense (au moins 3 heures par semaine) diminuerait ainsi d'environ 30 % le risque de mortalité prématurée.

Santé du cœur

Les bienfaits de l'activité physique sur le système cardiaque dans son ensemble ne sont plus à démontrer. Une activité modérée de 30 à 40 minutes, dite d'endurance, sollicite le cœur d'une manière satisfaisante. En revanche, pour améliorer ses performances, il faut travailler sur les variations de rythme, en pratiquant ce que l'on appelle l'entraînement fractionné : on alterne des phases douces et des phases plus soutenues, en prévoyant aussi des périodes de récupération afin de moduler l'intensité cardiaque. On cherche à stimuler le cœur pour le renforcer, mais sans le pousser dans les extrêmes. Surtout, on s'abstient de dépasser sa fréquence cardiaque maximale.

En pratique, si l'on parle de marche par exemple, il suffit de marcher plus ou moins vite par tranches de 5-10 minutes avant de changer de rythme, l'idéal étant d'être accompagné par un coach pour commencer.

Selon l'American Heart Association, il faut pratiquer au moins 5 fois 30 minutes par semaine pour avoir un effet protecteur sur le cœur, un temps à mon avis surestimé. Le simple fait de marcher plus vite quotidiennement, de monter des escaliers au lieu de prendre l'ascenseur représente une augmentation de l'activité physique et de potentiels bénéfices sur le risque de maladie cardiaque.

Réduire le cholestérol

Si on parle beaucoup du cholestérol sous l'angle de la nutrition, on associe plus rarement ce trouble à l'activité physique. Pourtant, pour faire chuter son taux de triglycérides, on peut jouer simultanément sur le régime alimentaire, la perte de poids… et la pratique sportive. Des études confirment que, même modéré, l'exercice physique régulier fait baisser le mauvais cholestérol et augmente le bon. Le premier étant une des principales causes de risque cardio-vasculaire (la première cause de mortalité en France, rappelons-le), on a tout intérêt à le tenir à distance ! Alors, on bouge : la course à pied à allure modérée est la pratique la plus appropriée en l'occurrence.

Lutter contre le stress et l'anxiété

On les oublie souvent, et pourtant stress et anxiété peuvent être responsables de grignotage ou de pulsions alimentaires. Quand on pratique une activité physique, le cerveau libère des endorphines, ces « hormones du bonheur » qui engendrent enthousiasme et pensées optimistes (voire un effet légèrement anxiolytique avec une pratique un peu intense). D'autres neuromédiateurs, notamment la sérotonine, agissent aussi sur les effets négatifs du stress et contribuent à alléger nos pensées. Rassurez-vous, pas besoin de courir un marathon pour expérimenter cet effet bénéfique : même une pratique douce peut aider à réduire angoisse et déprime, surtout si l'on s'entraîne au moins 20 minutes de façon régulière.

Réduire les douleurs parfois liées au surpoids

Quand on parle de « remettre la machine en marche », ce n'est pas qu'une métaphore : l'activité physique relance en effet des processus oubliés et dispense ensuite ses bénéfices, même après 10 ans sans sport. C'est notamment le cas pour les douleurs musculo-squelettiques. En remobilisant les muscles et le système dans son ensemble, on favorise le mouvement de manière exponentielle. Plus on pratique, plus on s'assouplit, et plus on s'assouplit, plus on se renforce. Marcher au moins 30 minutes par jour leur permet de garder une plus grande mobilité.

Tout savoir sur le sommeil

« Le sommeil, c'est la santé », affirme un adage bien connu. La qualité et la quantité de sommeil agissent également sur les hormones, qui jouent sur le moral et l'humeur, sur l'envie d'activité physique, sur le désir tout court, sur notre rapport à la nourriture et bien d'autres choses encore.

Nous dormirions actuellement 1 heure 30 de moins par nuit qu'il y a 50 ans. Et malheureusement, une dette de sommeil contractée avec un coucher tardif ne sera pas récupérée par une grasse matinée. Il faut donc vraiment réinventer ses nuits.

Cette fonction vitale est en effet plus qu'essentielle pour avoir de l'énergie et une bonne vigilance. Mais encore une fois, ce sont ses répercussions sur la santé qui nous intéressent le plus. On sait maintenant que le manque répété de sommeil peut engendrer une baisse de motivation, des difficultés d'apprentissage, un décrochage scolaire, des défauts de concentration. Tout cela paraît logique, mais ce qu'on sait moins, c'est qu'un mauvais sommeil peut aussi favoriser la prise de poids, le diabète, l'hypertension artérielle, les infections virales et la dépression.

Le sommeil est à proprement parler une des clés de notre santé : sans lui, le corps s'écroule, car le manque de sommeil déstabilise toute l'activité métabolique.

Les effets d'un mauvais sommeil sur la prise de poids

En augmentant par exemple le taux de cortisol (que nous verrons en détail ci-après), un éveil forcé affecte la réponse immunitaire, diminue l'aptitude de l'organisme à métaboliser le glucose et se répercute négativement sur la régulation de l'appétit, au point de pouvoir jouer un rôle dans l'augmentation du diabète et de l'obésité. Le rapport entre temps de sommeil et prise de poids est de mieux en mieux démontré à travers les dysfonctionnements des hormones qui régulent l'appétit : la diminution du nombre d'heures de sommeil entraîne une baisse du taux de leptine, hormone de la satiété, et une augmentation du taux de ghréline, hormone qui stimule l'appétit, et il en résulte une plus forte envie de manger, et plus particulièrement (comme par hasard) une envie de nourriture riche, sucrée et salée.

La fatigue causée par le manque de sommeil induit une autre conséquence physiologique à additionner aux facteurs de prise de poids : le manque de tonus et une plus faible dépense énergétique. C'est un cercle vicieux !

Par ailleurs, l'apnée du sommeil, qui se caractérise par des arrêts de respiration courts pendant le sommeil, déclenche une fatigue quasi chronique le jour, sans que l'on puisse clairement en identifier la cause la plupart du temps, et serait un facteur clé de l'obésité due au manque de sommeil. Si vous prenez du poids et ressentez une grande fatigue sans pour autant avoir de difficultés d'endormissement, c'est peut-être votre cas.

Les mécanismes à l'œuvre

Le sommeil et l'éveil répondent à la production de deux hormones clés, dont le fonctionnement très simple permet de comprendre les mécanismes du sommeil. La première, la mélatonine, est produite au centre du cerveau par la glande pinéale à la tombée de la nuit pour faciliter l'endormissement. Ses quantités augmentent jusqu'à environ 4 heures du matin avant de chuter. La deuxième, le cortisol, est son opposée : cette hormone de « l'éveil » est produite le matin dès 5-6 heures et augmente jusqu'à 10 heures avant de décroître dans l'après-midi et la soirée. Voilà les deux régulateurs du cycle veille-sommeil. Or, le taux de mélatonine, l'hormone essentielle pour une bonne qualité du sommeil, a tendance à diminuer aussi avec l'âge, faisant apparaître les insomnies.

La mélatonine

Si on manque de mélatonine, ce qui arrive souvent en hiver (c'est la lumière extérieure qui stimule sa production), le sommeil est moins bon. La lumière est en effet le plus puissant des synchronisateurs du rythme biologique : elle est comme un signal, transmis par nos yeux à notre cerveau, qui déclenche alors la production d'hormone. C'est ainsi que tout l'organisme ou presque est calé sur un cycle d'une journée et se décale en permanence en fonction de la luminosité, qui influence le rythme veille-sommeil mais aussi la température corporelle ou encore la mémoire.

C'est pourquoi, pour se resynchroniser lors d'un gros décalage horaire lors d'un voyage, on propose de prendre de la mélatonine en comprimés avant de se coucher, à l'aller comme au retour. On peut aussi se la faire prescrire à faibles doses pour régler les troubles du sommeil et aider le corps à s'ajuster. Mais attention, la mélatonine en complément n'est pas miraculeuse et, surtout, elle n'allonge pas la durée de sommeil. Toutefois, elle facilite l'endormissement et permet alors un sommeil de meilleure qualité.

L'idéal reste de parvenir à augmenter naturellement la mélatonine avec la lumière : il faut une stimulation suffisante des cellules de la rétine pendant la journée pour que la mélatonine soit sécrétée pendant la nuit.

Le cortisol

Sa production est stimulée par l'activité, les émotions, le stress. Étant donné qu'il optimise l'état d'éveil, toute activité stimulante ou stressante en fin de journée peut rendre le sommeil difficile. En cas de répétitions fréquentes, cela peut entraîner un réel dysfonctionnement pour le corps, qui se désynchronise totalement et, à long terme, un dérèglement du rythme veille-sommeil affectant d'autres productions hormonales.

Ce phénomène est d'ailleurs de plus en plus mis en cause dans nombre de processus dégénératifs liés à l'âge, comme les cancers, impliquant une baisse de résistance, une plus grande fragilité, des infections plus fréquentes, une fatigue chronique et une récupération de plus en plus difficile… ce qui entraîne trop souvent pour les seniors un recours massif aux médicaments pour soigner ces symptômes, sans résultats.

Comment améliorer son sommeil ?

Les troubles du sommeil n'ont rien de fatal et la prise de médicaments n'est pas obligatoire en cas d'insomnie. Voici un programme pour relancer un cycle de sommeil régulier et profiter de nuits vraiment réparatrices.

Observer son sommeil

Il est important, pour ne pas dire primordial, quand on cherche à dormir mieux, d'analyser les causes de ce qui perturbe notre sommeil. Sachant que nous n'avons pas non plus tous les mêmes besoins. En revanche, les solutions pour arriver à trouver son rythme ne sont pas tellement difficiles à mettre en place. Encore faut-il s'y tenir, car il est majoritairement question d'habitudes.

Calculer ses besoins en sommeil

Un test simple peut vous permettre de savoir quel type de dormeur vous êtes et d'évaluer le nombre d'heures de sommeil dont vous avez besoin. Pour cela, il faut pouvoir vous lever tard plusieurs jours de suite, sans contraintes matinales. Il suffit de se coucher à une heure normale mais de ne pas mettre son réveil le lendemain. Et ceci jusqu'à ce que se dégage une tendance. Le premier jour ne compte pas. Observez l'heure à laquelle vous vous réveillez naturellement au bout des deuxième, troisième et quatrième jours. Cela vous donnera le nombre d'heures de sommeil dont vous avez besoin. Vous pouvez aussi moduler votre « nouveau » temps de sommeil en le pondérant avec votre âge. En vieillissant, le besoin en sommeil diminue, tandis qu'il augmente chez les actifs ou à certaines périodes.

Évaluer les causes du manque de sommeil

Qu'est-ce qui vous empêche de dormir ? Est-ce que vous vous endormez facilement mais dormez mal, l'inverse, ou peut-être les deux ? Cela n'a pas la même signification.

Si vous avez du mal à vous endormir, est-ce parce que vous ressassez des pensées ? Est-ce que vous ressentez de l'angoisse ? Ou peut-être vous retournez-vous pendant des heures ? Ou alors vous vous endormez presque, puis vous vous réveillez à nouveau ? Tous ces éléments doivent vous permettre de savoir si la gêne est plutôt d'ordre physique ou mental afin ensuite d'appliquer certaines astuces (on en parle juste après).

Si, au contraire, vous vous endormez sans problème mais que vous avez un sommeil agité, si vous vous réveillez pendant la nuit mais vous rendormez ensuite, votre sommeil est haché et non réparateur et c'est peut-être dû à votre environnement (bruit, lumière…). Mais si, quand vous vous réveillez, vous avez les yeux grands ouverts et ne vous rendormez pas, c'est peut-être autre chose, les fameuses hormones ou des pensées parasites par exemple.

Enfin, peut-être vous endormez-vous paisiblement, mais vous réveillez-vous, sans comprendre pourquoi, beaucoup trop tôt à votre goût : c'est peut-être que votre cycle n'est pas adapté à vos besoins. Pensez aussi aux médicaments que vous prenez, car certains peuvent avoir une influence sur le sommeil. Si vous savez quand vos troubles du sommeil ont commencé, cela peut être un autre indice : qu'est-ce qui a changé dans votre vie à ce moment-là ?

Pour vous préparer au sommeil

- Évitez les excitants au dîner (café, tabac, alcool) et les plats très épicés, trop lourds ou au contraire trop légers (la faim peut vous réveiller).
- Consommez des aliments riches en tryptophane en fin de journée : pommes de terre bouillies, orge, riz complet, noix et autres arachides (cacahuètes, noix de cajou…), lait et produits laitiers (parmesan, gruyère), graines de courge, de citrouille, protéines de soja, œufs, chocolat (eh oui !), banane, levure de bière… Le simple lait légèrement sucré possède un effet relaxant démontré, lié au tryptophane qu'il contient, cet acide aminé aidant à synthétiser la sérotonine qui favorise l'endormissement. Quant au sucre ou au miel, la légère sécrétion d'insuline qu'il déclenche… renforce l'action du tryptophane.

- Pensez à la luminothérapie. En exposant la rétine à la lumière à des moments précis de la journée, la durée et la qualité du sommeil sont améliorées. S'exposer à la lumière le matin donne au cerveau le top départ d'une journée de 16 heures, ce qui resynchronise l'horloge interne, donc améliore le sommeil.
- Certains compléments alimentaires contiennent des plantes qui favorisent l'endormissement (mélisse, verveine, tilleul, camomille, valériane…) et/ou différentes substances (mélatonine, vitamine B6, magnésium…). La mélatonine favorise le sommeil. Bien qu'elle soit en vente libre, mieux vaut avoir l'avis d'un somnologue. Antistress, le magnésium peut aussi aider à améliorer le sommeil.

Pour faire le calme dans votre esprit

- Chassez les idées fixes et les soucis. Pour éviter d'avoir la tête envahie de pensées au moment du coucher, offrez à votre cerveau un temps de débriefing sur la journée avant de vous mettre au lit. Dans les transports en rentrant, ou avant le dîner, faites le point sur la journée passée… et celle à venir : s'il le faut, dressez une liste des choses à faire le lendemain pour éviter d'y penser au coucher. Vous pouvez aussi consigner sur un papier les pensées négatives ou qui vous préoccupent pour les chasser de votre esprit.

- Relaxez-vous. Inspirez-vous de la sophrologie : l'idée est de détendre chaque partie du corps en conscience, en relâchant chaque muscle que l'on passe en revue mentalement, une fois au lit : la main droite, le bras droit, l'épaule, le cou… Plus efficace que de compter les moutons ! On trouve de plus en plus d'exercices de ce type sur le web et sur YouTube.

Pour des nuits paisibles

- Coupez les écrans 1 heure au moins avant le coucher. Ils fonctionnent avec une lumière dite bleue qui trouble la mélatonine et peut retarder de 1 heure l'endormissement. Méfiez-vous aussi du petit réveil en apparence très innocent, mais qui clignote toute la nuit.
- Couchez-vous dans le calme, si possible dès que vous commencez à ressentir les premiers signes de fatigue.
- Dormez au frais. La température ambiante devrait se situer autour de 20 °C et ne jamais dépasser 24-25 °C. Il vaut mieux bien se couvrir et respirer un air frais que surchauffer la chambre et dormir légèrement vêtu. Pensez aussi à aérer tous les matins et longtemps pour renouveler quotidiennement l'air de votre chambre.
- Préférez deux couvertures, une pour chacun. Si vous dormez à deux, vous partagez sans doute la même couette et les mouvements de votre partenaire peuvent vous gêner ou vous réveiller.

- Réservez votre lit au sommeil. Pour créer une association lit-sommeil, évitez d'y faire autre chose, comme téléphoner, regarder la télévision ou l'ordinateur, vous faire les ongles…
- Faites le silence. Vous ne pouvez peut-être rien aux bruits de la rue (à part investir dans des doubles vitrages), mais vous pouvez tout à fait agir sur une horloge qui fait tic-tac, une machine qui émet un petit sifflement. Et si votre environnement est vraiment très bruyant, optez pour des bouchons d'oreilles. Attention, à l'inverse, une chambre très (trop) silencieuse peut rendre intolérant au moindre bruit par la suite : il existe des générateurs de bruit dit « blanc ».
- Réchauffez vos pieds et vos mains. Mettez des chaussettes par exemple, frottez-vous les mains, mais évitez de monter le chauffage dans la chambre.
- Respirez. La respiration fait des merveilles sur l'organisme. Une respiration ventrale calme et profonde, par exemple, envoie au corps les mêmes signaux que celle que vous avez naturellement quand vous êtes complètement détendu, relâché, prêt à dormir.

INDEX

Âge

Je suis trop âgée pour m'y mettre ? 86

Boissons

À l'apéro, que vaut-il mieux boire ? Du vin ou du champagne ? 81
Comment gérer l'alcool ? 96
Eau pétillante ou plate ? 28
J'ai droit à un petit verre de vin de temps en temps ? 81
On entend que le café aide à maigrir. C'est vrai ? 84
Boire 1,5 litre d'eau par jour. Ça aide à perdre du poids ? 27

Chocolat

Je préfère le chocolat au lait. C'est grave ? 80
Le chocolat à plus de 80 %, c'est meilleur pour la santé et dans le cadre d'un régime ? 61

Cholestérol

Comment faire baisser le cholestérol et augmenter le bon cholestérol ? 60
Pourquoi a-t-on du cholestérol ? 66

Collation

Je craque souvent vers 18 heures. Tu me conseilles de prendre un goûter ? 83
Pour servir de petit encas, les barres de céréales, c'est mieux ? 90

Courses

Au supermarché, j'ai du mal à m'y retrouver parmi les fromages blancs et les yaourts ! 29
Que penses-tu des vinaigrettes du commerce ? 47
Quelle huile faut-il utiliser ? 46

Féculents

J'ai du mal à ne pas me jeter sur le pain… Tu as un conseil pour résister ? 44
Je compose mes salades avec du quinoa. C'est mieux que le couscous ? 52
Le pain… C'est vraiment non ? 50
Les biscottes, c'est mieux que le pain ? 50
Les pâtes complètes, c'est mieux ? 53
Les pâtes de konjac, tu en penses quoi ? 95
Les vermicelles de riz, c'est mieux que les pâtes normales ? 49
Manger des féculents le soir fait-il grossir ? Si j'arrête, tu penses que je maigrirais plus vite ? 37
Pour servir de petit encas, les barres de céréales, c'est mieux ? 90
Que penses-tu des céréales du petit déjeuner ? 88

Forme

Pourquoi je ne me sens pas en forme ? Ça fatigue, les régimes ? 91

Fromage

Camembert ou emmental ? 57
Mozzarella ou burrata ? 57
Pour faire gratiner, je peux ajouter du fromage râpé sur mes endives au jambon ? 58
Toute une polémique a éclaté autour du roquefort. Est-ce un fromage gras ? 56
Tu intègres de La Vache qui rit® dans tes menus. Ça m'étonne ! 58
Tu sais que j'adore le fromage ! Lesquels s'autoriser quand on suit un régime ? 55

Fruits
Pourquoi on contre-indique le pamplemousse dans les régimes en cas de prise de médicaments ? 73
Qu'en est-il des cerises et des abricots ? 94
Quels sont les fruits à éviter ? 95

Huiles et assaisonnements
Que penses-tu des vinaigrettes du commerce ? 47
Quelle huile faut-il utiliser ? 46

Légumes
À force de manger des légumes, j'ai l'impression d'avoir le ventre gonflé. C'est normal ? 76
Beaucoup de choses contradictoires sont dites sur l'avocat. Qu'en penses-tu ? 47
Depuis quelque temps, on nous conseille de manger des légumes secs, comme des lentilles ou des haricots rouges. Pourquoi ? 39
J'ai pu lire que dans le cadre d'un régime, il fallait éviter les haricots verts. C'est vrai ? 52
Je n'aime pas les légumes... Comment faire ? 70
Les petits pois frais, est-ce que je peux en manger ? 53
Y a-t-il une différence entre les légumes cuits et les légumes crus ? 67

Mécanismes de prise de poids
Comment savoir combien de calories je peux manger par jour ? 23
Est-ce que tout le monde peut maigrir ? Arrive-t-il un moment où cela ne sert plus à rien de s'obstiner ? 13
Il y a des moments très déprimants en cours de régime durant lesquels le poids stagne. Pourquoi ? 59
La thyroïde peut-elle être responsable d'une prise de poids ? 91
Le corps, bien souvent, s'épaissit à la ménopause. Pourquoi ? 75
Mais, avec l'âge, on prend du poids ! Qui peut garder le même poids qu'à 18 ans ? 16
Pourquoi fait-on de la rétention d'eau ? 85
Quand je commence un régime, j'ai envie que ça aille vite. Est-ce bien de perdre rapidement au début ? 18

Médicaments
Je dois t'avouer que j'ai été tentée d'acheter des produits « brûleurs de graisse »... J'ai bien fait de ne pas en acheter ? 85
La pilule ou encore le THS empêchent-ils de maigrir ? 75
La thyroïde peut-elle être responsable d'une prise de poids ? 91
Le soja est-il recommandé dans les régimes, et peut-on en prendre au moment de la ménopause ou en cas de prise d'hormones féminines ? 74
Les antidépresseurs empêchent-ils de maigrir ? 76
Pourquoi on contre-indique le pamplemousse dans les régimes en cas de prise de médicaments ? 73
Quel est le rôle des hormones dans l'amaigrissement ? 74

Ménopause
La pilule ou encore le THS empêchent-ils de maigrir ? 75
Le corps, bien souvent, s'épaissit à la ménopause. Pourquoi ? 75
Le soja est-il recommandé dans les régimes, et peut-on en prendre au moment de la ménopause ou en cas de prise d'hormones féminines ? 74
Quel est le rôle des hormones dans l'amaigrissement ? 74

Mental
Comment expliques-tu que tout le monde veuille absolument maigrir ? 18

Comment faire taire la petite voix, que tu connais toi aussi, sûrement, qui t'encourage à craquer ? 16
Faut-il être en colère ? 15
Il y a des moments très déprimants en cours de régime durant lesquels le poids stagne. Pourquoi ? 59
Par quoi le fameux déclic peut-il être provoqué ? 14
Quel est l'impact du stress sur notre métabolisme ? Le stress fait-il grossir ou maigrir ? 26
Quel rôle joue le mental ? 15

Petit déjeuner

Je ne prends pas de petit déjeuner… Qu'en penses-tu ? 34
Je ne supporte pas le salé le matin. Or, j'entends partout que c'est ce qu'il y a de mieux ! Que faire ? 37
Que penses-tu des céréales du petit déjeuner ? 88
Sauter le petit déjeuner, tu crois que c'est une bonne idée ? 83

Plats

Et le couscous ? 94
Et une crêpe jambon-fromage, je peux ? 49
Le pot-au-feu, on peut ? 93
Les raviolis vapeur, c'est light ? 45

Poids idéal

C'est quoi le poids idéal ? 16
Comment savoir combien de calories je peux manger ? 23

Poissons et crustacés

J'adore les crustacés, mais sans mayonnaise, c'est trop dur ! 82
Le saumon fumé peut-il faire partie d'un régime ? 69
Le thon, c'est bon ? 69
Faut-il peser ses aliments ? Le poisson par exemple, doit-il respecter une certaine quantité lorsqu'il est consommé ? 40
Un poisson gras, c'est toujours mieux que de la viande ? 68

Probiotiques

Et les probiotiques ? Beaucoup de gens en prennent pour maigrir, tu penses que c'est raisonnable ? 64
Le microbiote, a-t-il un impact sur l'amaigrissement ? 65

Protéines

D'ailleurs, c'est quoi, une protéine ? Pourquoi est-ce important dans un régime ? 32
Les protéines sont-elles les mêmes dans la viande et dans le poisson ? 55

Produits laitiers

Le lait a-t-il un intérêt ? 92
Faut-il prendre des produits 0 % ? 30
Il y a un intérêt à prendre de la crème fraîche à 15 % ? 68
Les produits allégés, tu continues à les conseiller ? 62

Restaurant

Au restaurant, comment faire le bon choix ? 42
Comment fait-on au restaurant pour connaître le poids des aliments ? 41
Je me souviens de t'avoir appelé, un jour : j'étais au restaurant et je t'ai dit que j'allais prendre le tartare de poisson puis le poulet grillé. Tu m'as répondu que ce n'était pas le bon choix. Pourtant, tout était light ! 43
Le tartare au restaurant, c'est oui ou c'est non ? 70
Qu'est-ce que je peux manger au restaurant chinois ? 45

Réussir son régime

À quoi servent les compléments alimentaires ? 63
Pourquoi est-ce que je n'arrive pas à maigrir ? J'ai l'impression de faire

tout comme il faut et pourtant, je ne perds pas un gramme ! 12
Comment savoir combien de calories je peux manger par jour ? 23
D'accord. Quoi qu'il en soit, faire un régime, c'est vraiment difficile… 14
Est-ce important de manger à heures fixes et de faire trois repas par jour ? 78
Est-ce que tout le monde peut maigrir ? Arrive-t-il un moment où cela ne sert plus à rien de s'obstiner ? 13
Mais, avec l'âge, on prend du poids ! Qui peut garder le même poids qu'à 18 ans ? 16
Parfois, je ne ressens pas la faim, mais je mange quand même. 79
Pendant mon régime, si je n'ai pas faim, suis-je quand même obligée de manger ? 80
Pourquoi je ne maigris plus alors que je continue à faire correctement mon régime ? 77
Quand je commence un régime, j'ai envie que ça aille vite. Est-ce bien de perdre rapidement au début ? 18
Que faire en cas de craquage complet ? Faut-il se restreindre totalement le lendemain ? 54
Que faire en cas de fringale ? 71

Sommeil

Est-il important d'avoir un bon sommeil pendant les régimes ? 93

Sport

Je te vois venir : tu vas me dire qu'il faut pratiquer une activité physique régulière ! 25
Le sport aide-t-il à maigrir ? 86

Stabilisation

Et la stabilisation, tu y crois ? 17

Stress

Le stress fait-il grossir ou maigrir ? 26

Sucre

Comment gérer les envies de sucre ? 61
Et le miel, qu'en penses-tu ? 54
Le régime sans sucre, on maigrit plus vite ? 63
Les produits allégés, tu continues à les conseiller ? 62

Tendances (régimes)

À quoi servent les compléments alimentaires ? 63
Autre « tendance » dans les régimes en ce moment : contrôler l'indice glycémique des aliments. Quel intérêt dans un régime ? 22
Existe-t-il des aliments qui brûlent les calories ? Info ou intox ? 60
J'ai été tentée d'acheter des produits « brûleurs de graisse »... J'ai bien fait de ne pas en acheter ? 85
On entend beaucoup parler de jeûne intermittent. Est-ce que ça aide vraiment à perdre du poids ? 19
On entend que le café aide à maigrir. C'est vrai ? 84

Viande

La viande, c'est quelle portion ? 69
Le jambon, c'est régime ? 49
Le jaune d'œuf, c'est gras ? 48

TABLE DES RECETTES

Salé

Aiguillettes de canard aux figues et à la cannelle 220
Aubergine farcie au thon 219
Avocat aux crevettes 185
Bouchées de jambon roulé au fromage 194
Boulettes de bœuf au four 216
Brochette de bœuf épicé aux brocolis 184
Brochette de légumes du soleil à la mozzarella 195
Brochette de Saint-Jacques 186
Brochette rôtie de tomates cerises et mozzarella 183
Brochettes japonaises 222
Calamars à l'italienne 219
Carpaccio de saumon à l'huile d'olive 194
Céleri rémoulade 190
Céleri rémoulade diététique 213
Choucroute de la mer 197
Cubes de saumon au pavot 225
Cuisse de poulet au citron en papillote 218
Cuisses de poulet au paprika et à l'orange 222
Filet de cabillaud à l'échalote 223
Fondue de bœuf au bouillon 224
Hachis Parmentier diététique 221
Hamburger de tomate 189
Hot dog diététique de courgette 217
Lasagnes de légumes 191
Moules marinières 188
Œufs pochés 215
Omelette au bacon et champignons 187
Omelette roulée au jambon et ciboulette 225
Paupiette de sole farcie aux champignons 193
Pointes d'asperges chaudes en vinaigrette 217
Potage de poireaux aux moules safranées 192
Roulade de jambon au coleslaw 192
Salade champêtre 215
Salade d'endives, roquefort et noix 186
Salade de chou et pomme râpés 214
Salade niçoise 196
Salade nordique au hareng 214
Soupe épicée de courgette et carotte 187
Tartare de courgettes, jambon et fromage 186
Tartare de radis au fromage frais et ciboulette 183
Tartare tomate-concombre à la menthe 195
Tomate farcie à la chair de crabe 189
Tomate provençale 194
Vinaigrette allégée 213

Sucré

Diplomate diététique aux framboises 228
Flan à la poire 227
Milk-shake à la banane 226
Milk-shake aux fruits 226
Tartine banane/cappuccino 227